科普中国书系·前沿科技

生命的种子

周　琪◎主编

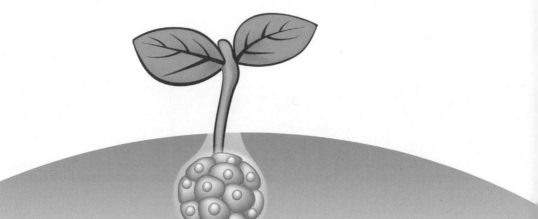

科学普及出版社
·北京·

编 委 会

主　编：周　琪
副主编：刘光慧　李　伟　李天达
参　编：（按姓氏笔画排序）

王　磊　王昱凯　毛俊杰　朱海波　许竞文　孙　昊

李仲文　吴　骏　余大为　汪　妹　陆　静　徐亚男

高子力　高情琴　黄　橙　翟晶磊

致谢

中国科学院科学传播局

中国科学院动物研究所

中国科学院干细胞与再生医学创新研究院

北京干细胞与再生医学研究院

国家干细胞资源库

感谢

中国科学院动物研究所　王红梅研究员、王强研究员、

顾奇研究员、赵莉蔺研究员

国家动物博物馆　张劲硕　研究馆员

北京教育科学研究院　乔文军　特级教师

长春科技学院　李春义　研究员

兰州大学　赵旭茅　研究员

序 言

"生命的本质是什么？起源于何处，又将归至何方？"千百年来，这些朴素的命题始终是人类文明历程中的盏盏明灯，为哲学和科学的发展指引了方向。在这颗蔚蓝色的星球上，生命经过约38亿年的漫长演化，由简单到复杂，由低等到高等，又从海洋登上陆地，形成了今天我们看到的无比复杂且繁茂的生命系统。

时至今日，人类已经拥有了空前发达的文明与科技，但仍逃脱不了被疾病、衰老和死亡缠绕并锁定的命运，人类对于生命的认知和理解仍然只是沧海一粟。近年来，生命科学新理论、新技术不断涌现，基因组学、干细胞与再生医学、基因编辑技术、合成生物学的发展使得我们对生命的本质有了更深入的理解，并逐步具备了改造、甚至创造生命的能力。其中，干细胞与再生医学领域的发展史就是生命科学与技术不断跃迁的缩影。

干细胞是一类能够不断扩增、复制并分化成其他多种类型细胞的特殊细胞类群。干细胞的出现为我们研究生命演化进程、探索遗传规律、调控发育命运提供了重要工具，也为人类健康和医学的发展带来了新的希望。然而，要从干细胞中挖掘所蕴含的医学宝藏、推动干细胞的临床应用并非易事。毕竟干细胞作为一种活体药物，科学家除了要解决传统药物研发中遇到的问题，还要更加关注细胞资源的获取、关键技术的建立、标准与管理体系的制定以及科技伦理等种种关键问题，寻找一条适合我国国情的干细胞转化之路成为当前中国干细胞研究工作者的历史使命。2017年，我国首批8项干细胞临床研究项目通过了国家备案，在此后几年中，备案项目已逾百项，中国干细胞转化研究正在快速发展。

在人们对干细胞寄予厚望的同时，有关干细胞治疗效果的夸大宣传和负面消息亦屡见不鲜。在一些不负责任的媒体报道中，"干细胞"似乎成为实现"童颜永驻""返老还童"的代名词。科学家有责任、有义务主动发声，解答人们最关心的热点问题，用科学终止流言，引导学科领域的健康发展。

读者眼前的这本《生命的种子》是我们为社会公众，特别是青少年打造的一本科普读物。我们以远古神话传说中的生命探索开篇，娓娓讲述到如今的干细胞与再生医学等前沿生命科学飞速发展的历程，科学家所付出的艰辛与努力为人类知识宝库的不断扩充作出了巨大贡献。正是一代又一代科学家的薪火赓续、无畏艰辛、孜孜探索，勇攀高峰、敢为人先，追求真理、严谨治学，才使人类的知识宝库得以不断扩充，科学认知的疆界不断拓展。青少年朋友，希望你们能从科学家精神中汲取成长养分，奋发向上、锐意向前，未来能够为国家和社会作出你们这一代人的贡献。

在科学的无边苍穹上，处处闪耀着人类智慧的星芒。愿这本小书，能为广大青少年朋友，掬来一线科学的辉光。

2021 年 9 月

目 录

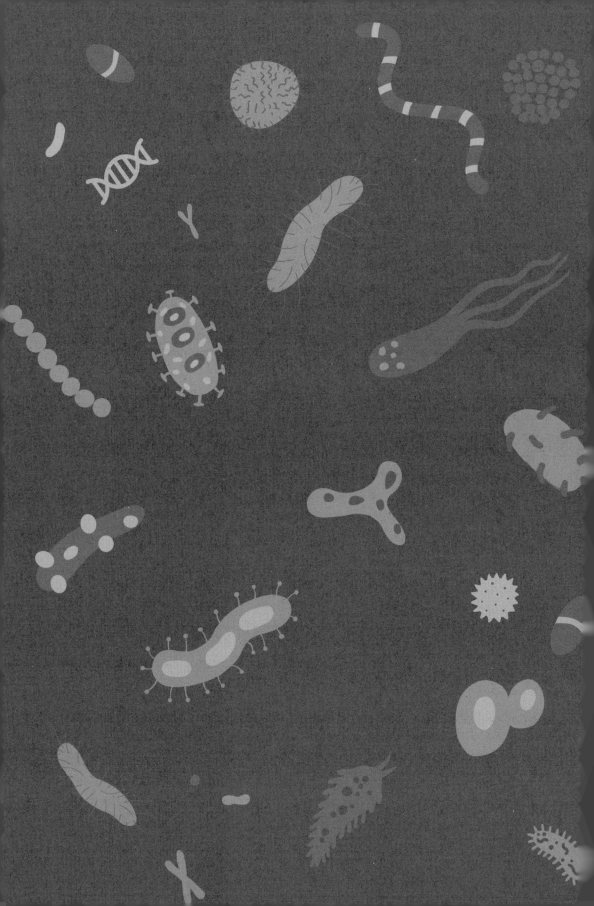

生命科学发展的壮丽史诗
Exploration of Life Science

徐梓宸◎绘

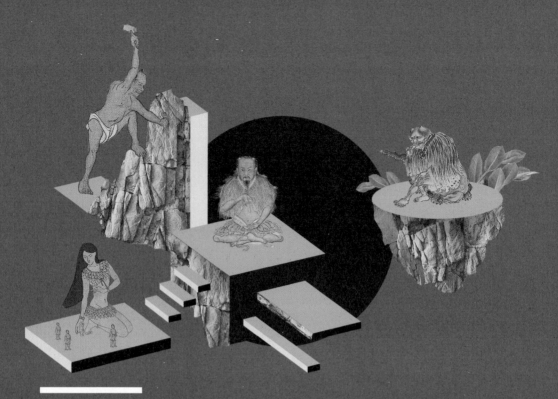

中国古代先贤
Sages in Ancient China

　相传上古时期，天地混沌、宇宙洪荒，盘古开天辟地、重整山河，女娲炼石补天、抟土造人，人皇伏羲推演八卦，神农氏尽尝百草……这些古老的神话书写了华夏先祖对自然与生命的最初探索。

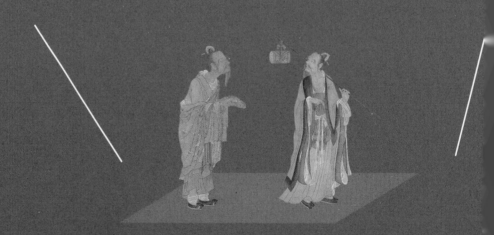

老子提出"道生一，一生二，二生三，三生万物"，朴素地论证了生命、宇宙和万物起源的历程。庄子则认为"万物皆种也，以不同形相禅"，尝试阐明生命有共同的起源，且洞察到物种之间存在联系与转换。

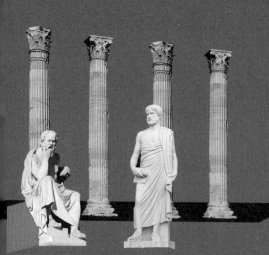

西方哲学认知
Cognition of Western Philosophy

　　苏格拉底（Socrates）提出"先有鸡还是先有蛋"这一哲学命题。亚里士多德（Aristotle）则认为即使整个动物或植物由精液或种子生成，其任何一部分也不可能一开始就已经存在于精液或种子之中，近代生物学由此萌芽。

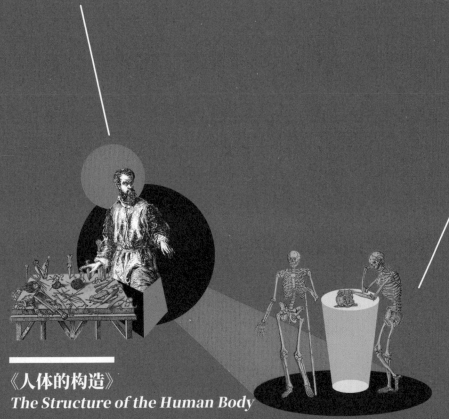

《人体的构造》
The Structure of the Human Body

　　1543年，安德雷亚斯·维萨里（Andreas Vesalius）的著作《人体的构造》出版，他将人体看作一个充满各种器官的三维物质结构，翻开了人类解剖学研究的新篇章。

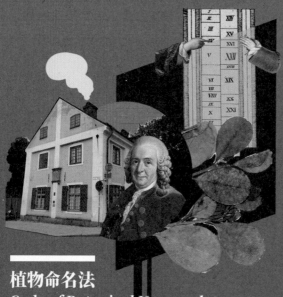

植物命名法
Code of Botanical Nomenclature

　　1735年，卡尔·林奈（Carl Linnaeus）创立了植物分类学，开始用二分法为自然界的植物定名，自然界有了自己的命名规则。

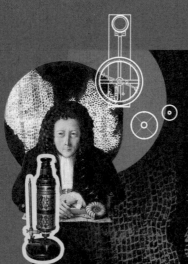

细胞的发现
Discovery of Cells

　　1665年，罗伯特·胡克（Robert Hooke）利用显微镜首次观察到植物中细胞的存在，标志着人类开始从微观细胞水平探索生命的奥秘。

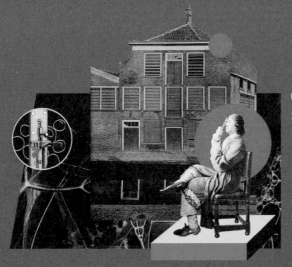

微生物的发现
Discovery of Microorganism

  1674年，安东尼·范·列文虎克（Antony van Leeuwenhoek）利用自制的显微镜首次观察到微生物的存在，显微镜的发明与应用开启了人类探索微观世界的新纪元。

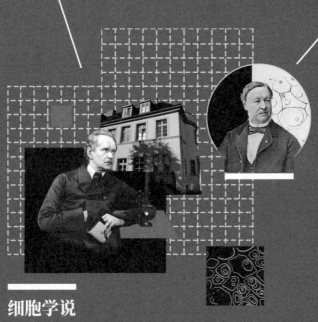

细胞学说
Cell Theory

  1838—1839年，马蒂亚斯·雅各布·施莱登（Matthias Jakob Schleiden）和西奥多·施旺（Theodor Schwann）共同创立了"细胞学说"，认识到细胞是构成生物体结构和功能的基本单位。

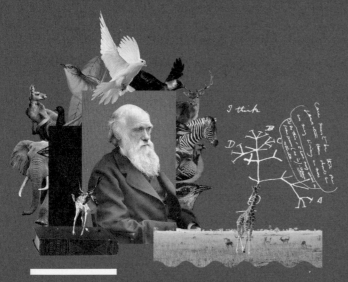

《物种起源》
The Origin of Species

　　1859年，查尔斯·罗伯特·达尔文（Charles Robert Darwin）的著作《物种起源》出版，他提出了"生物进化论"和"自然选择学说"，人类终于触摸到了生命由来的本质。

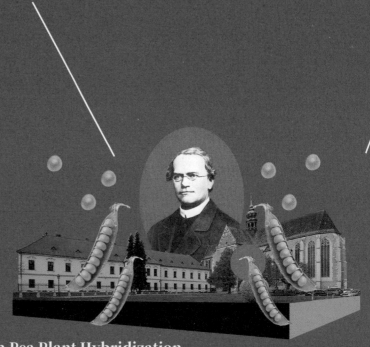

豌豆杂交实验
Experiments on Pea Plant Hybridization

　　1864年，格雷戈尔·孟德尔（Gregor Mendel）通过著名的"豌豆杂交"实验，发现某种可能的"遗传因子"决定了生物的性状，由此打开了人类解析生命密码、探索遗传规律的大门。

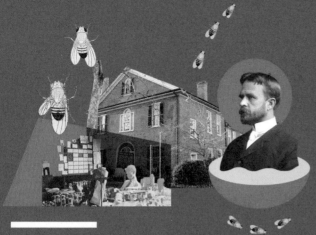

摩尔根定律
Morgan's Law

　　1911年，托马斯·亨特·摩尔根（Thomas Hunt Morgan）利用果蝇开展胚胎学和遗传学研究，提出了"基因的连锁和交换定律"，史称"摩尔根定律"，为生物学研究的融合奠定了基础。

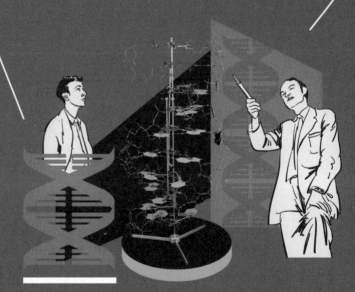

DNA双螺旋
Double-Helix Structure of DNA

　　1953年，詹姆斯·沃森（James Watson）和弗朗西斯·克里克（Francis Crick）首次提出了DNA双螺旋结构模型，"生命密码"的载体和遗传信息传递的途径被成功地解析，人类对生命的探究进入了分子生物学时代。

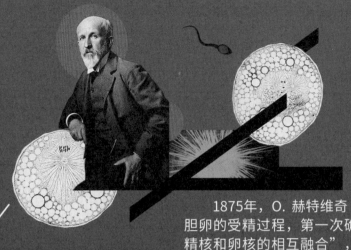

受精
Fertilization

1875年，O. 赫特维奇（O. Hertwig）观察了海胆卵的受精过程，第一次确证了"受精过程取决于精核和卵核的相互融合"，这种融合是高等生物繁衍的主要形式。

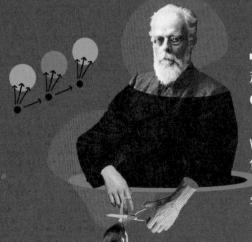

种质连续学说
Continuity of Germ Plasma

1885年，奥古斯特·魏斯曼（August Weissman）提出了"种质连续学说"的遗传理论，否定了拉马克（Lamarck）提出的"获得性遗传"理论，为处于黑暗中的遗传学和发育生物学研究点亮了一盏明灯。

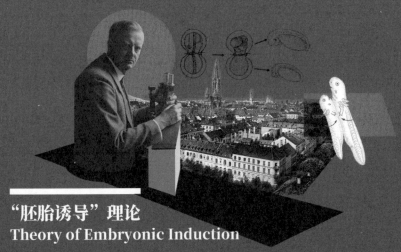

"胚胎诱导"理论
Theory of Embryonic Induction

　　1920年前后，汉斯·斯佩曼（Hans Spemann）发现细胞核是决定生物个体发育的重要物质，他提出的"胚胎诱导"理论为发育生物学研究的发展作出了重要贡献。

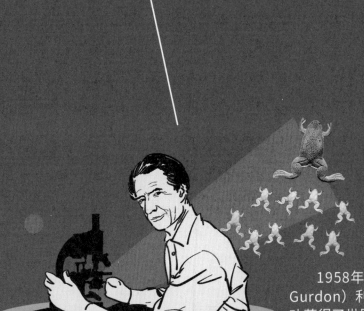

克隆爪蟾
Xenopus Cloning

　　1958年，约翰·格登（John Gurdon）利用细胞核移植技术成功获得了世界首只克隆非洲爪蟾，人类开始利用克隆技术对胚胎发育的命运进行改造。

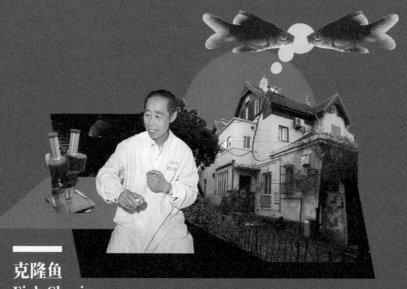

克隆鱼
Fish Cloning

　　1963年，童第周成功获得了世界上首条克隆鱼，在人类探索生命奥秘的里程碑上刻上了中国人的名字。

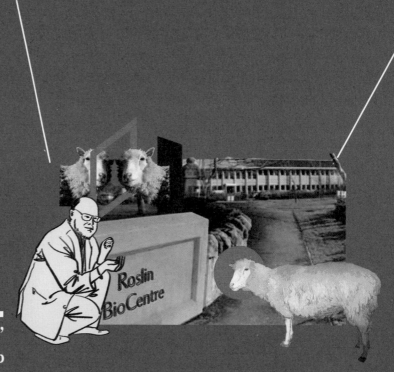

克隆羊"多莉"
Dolly the Sheep

　　1996年，伊恩·威尔穆特（Ian Wilmut）成功获得了世界上第一只克隆羊"多莉"（Dolly），首次实现了哺乳动物生命的"复制"。

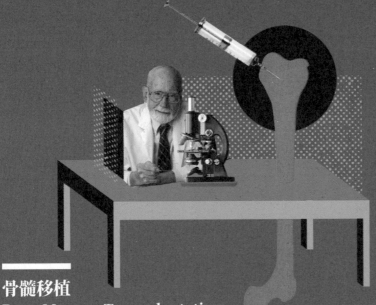

骨髓移植
Bone Marrow Transplantation

　　1956年，唐纳尔·托马斯（Donnall　Thomas）实施了世界首例骨髓移植治疗白血病手术，首次实现了利用干细胞治愈疾病的重要突破。

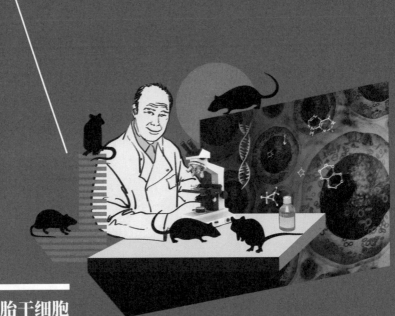

小鼠胚胎干细胞
Mouse Embryonic Stem Cell

　　1981年，马丁·埃文斯（Martin Evans）和马修·考夫曼（Matthew Kaufman）建立了第一株小鼠胚胎干细胞系，为人类开展再生医学研究提供了理想的"种子细胞"。

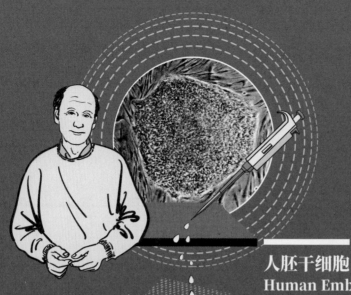

人胚干细胞
Human Embryonic Stem Cell

　　1998年，詹姆斯·汤姆森（James Thomson）建立了第一株人胚干细胞系，干细胞与再生医学的研究成果有望为千万生命带来福祉。

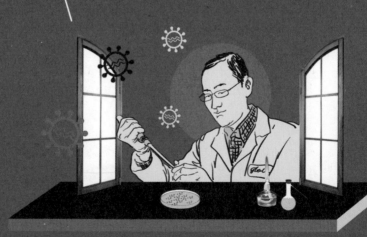

诱导多能干细胞
Induced Pluripotent Stem Cell

　　2006年，山中伸弥（Shinya Yamanaka）通过导入外源因子，将小鼠体细胞逆转成为诱导多能干细胞，为干细胞的定制化治疗提供了新视角。

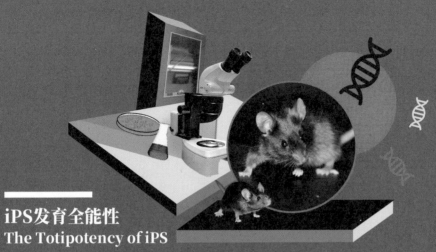

iPS发育全能性
The Totipotency of iPS

　　2009年，周琪获得诱导多能干细胞四倍体补偿小鼠"小小"，突破了限制iPS临床应用的理论瓶颈。

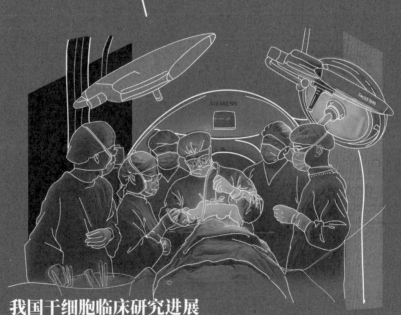

我国干细胞临床研究进展
Advances in Clinical Research on Stem Cells in China

　　2017年，首批8项干细胞临床研究通过国家备案，此后的3年中备案项目已超过100项，我国干细胞领域的研究正在快速发展。

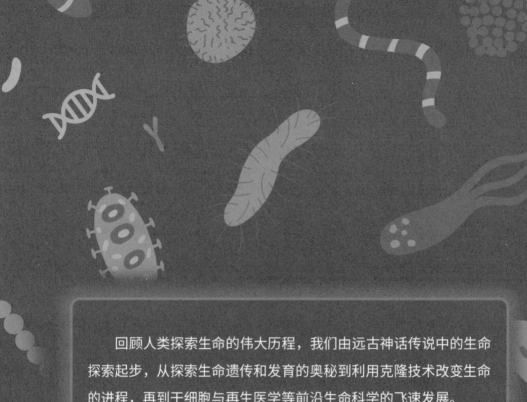

回顾人类探索生命的伟大历程，我们由远古神话传说中的生命探索起步，从探索生命遗传和发育的奥秘到利用克隆技术改变生命的进程，再到干细胞与再生医学等前沿生命科学的飞速发展。

人类在探索的道路上一路前行，书写下生命探索的壮丽史诗。

第一章 干细胞研究的足迹

从古至今，让受损肢体再生、延续生命、长生不老一直是人类永恒的梦想。在华夏先民中自古流传着秦始皇派遣徐福远渡东瀛求仙，寻求长生不老之药的神话；古希腊也有关于能让时间定格、青春永驻的"不老泉"的传说。可见对于生命永续的向往，是人类共同的美好愿望。

科学的发展推动了人类历史的车轮，同时也改变了人类的命运。近年来，科学家从人类自身挖掘再生潜能，尝试利用干细胞技术实现人体组织、器官的修复与再生，让人类自古以来的永生梦想变得日益切近。生命的时钟，会因此而鸣响得更久、更有力吗？人们期待从干细胞与再生医学这个生命科学前沿学科的发展中寻找答案。

科学的发展与进步是一个艰辛、漫长的过程，是人类在科学无人区的摸索前行，是一场科学发展跑道上的接力。本章将通过讲述生命科学，特别是发育生物学研究历史中一些重要的科学事件，回顾人类在遗传学、细胞生物学、发育生物学及衍生出的干细胞生物学研究领域的探索历程和所取得的成就。

一 开启微观世界之窗

人类探索未知的科学世界或取得重要的科学发现，往往伴随着新的技术发明和应用的出现。在生命科学研究中，显微镜的发明无疑对人类探索未知领域发挥了至关重要的作用。

17 世纪，世界首台光学显微镜的发明使科学家第一次观察到了细胞及微生物的存在，开启了人类利用科学仪器观察和研究微观世界的新纪元。至今，显微镜依然是一种不可或缺的实验设备，在生命科学和医学领域发挥着重要作用。两位大名鼎鼎的科学巨匠——英国科学家罗伯特·胡克和荷兰科学家安东尼·范·列文虎克，在显微镜的发明和应用中作出了重要贡献，他们被认为是世界上最早利用显微镜开展微观生物学观察和研究的科学家。

胡克被誉为 17 世纪英国最杰出的科学家之一，他在生物学、力学、光学和天文学等领域都有所建树。其中，利用显微镜第一次观察到植物中的细胞是他取得的重要的成就之一。

胡克根据英国皇家学会的资料，将一台简易的显微镜进行了改进，极大地改

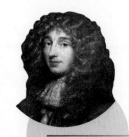

英国科学家
罗伯特·胡克

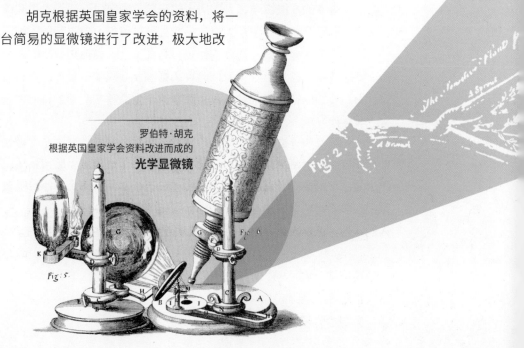

罗伯特·胡克
根据英国皇家学会资料改进而成的
光学显微镜

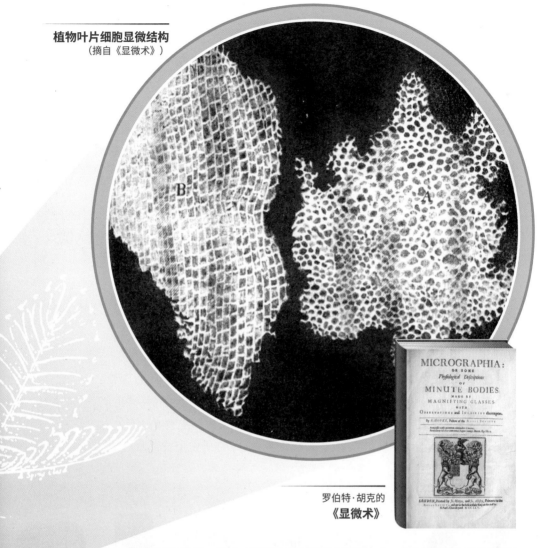

植物叶片细胞显微结构
（摘自《显微术》）

罗伯特·胡克的
《显微术》

善了观察效果。这台显微镜由两片凸透镜组成，并以透射光作为观察光源。胡克摘取了一段橡树的树皮并利用显微镜进行观察，他在橡树切片中发现了一些紧密排布的、呈长方形小格子状的微小结构，从形态上看，这些复杂的结构很像传教士居住的小房间。随后，他将所观察到的微小结构命名为 cells，这个单词源自拉丁语 cella（意为"小室"）。人们认为，这是人类历史上第一次成功观察到生命体中细胞的存在。

1665 年，胡克的著作《显微术》（*Micrographia*）出版，他在书中精细地绘制了利用显微镜观察到的各种植物和昆虫的显微形态，其中包括上文所述的橡树切片，而他所设计和制作的显微镜至今还保存在美国华盛顿国家健康与医学博物馆中。

　　1632 年，安东尼·范·列文虎克出生在荷兰代尔夫特市的一个酿酒工人家庭。由于父亲早逝，在接受了几年短暂的教育并外出谋生后，列文虎克便在代尔夫特市的市政厅当起了看门人。工作之余，列文虎克喜欢自己动手用玻璃片磨制一些透镜。在他技艺精湛的双手下诞生了 400 多种具有不同放大倍率的透镜，他将不同放大倍率的镜片进行组合，制成了多种显微镜。这些制作精良的显微镜甚至能把细小的物体放大两三百倍。

　　列文虎克受到胡克的《显微术》的启发，对显微镜做了进一步的改进。他将一组透镜片安装在一块约 10 厘米长的金属板上，又用铜板制成透镜的支架，并使光线自下而上投射，从而照亮所观察的样本以实现更好的观察效果。

　　列文虎克痴迷于利用显微镜观察那些肉眼无法看到的物体。1674年的一天，他从当地湖泊里采集了一些水样滴在透明玻璃片上，放在显微镜下观察。他惊奇地发现，水样中含有大量形态各异的微小生物，那些小生灵似乎正在利用自己的鞭毛在水滴中游弋，他为它们取名"微小的生物"(Very Little Animalcules)。1676 年，列文虎克将他观察到的"微小的生物"绘制出来，并将手稿送往英国皇家学会，引发了生物学界广泛的讨论和赞誉。列文虎克一生致力于利用显微镜开展微生物学研究，出身平凡的他最终"逆袭"成为英国皇家学会会员，在历史上被誉为"微生物之父"。

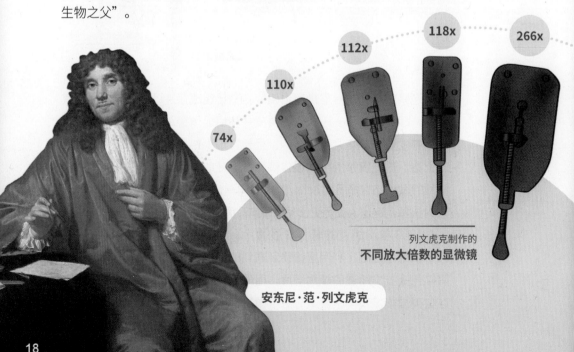

列文虎克制作的
不同放大倍数的显微镜

安东尼·范·列文虎克

列文虎克观察到的
各种微小生物

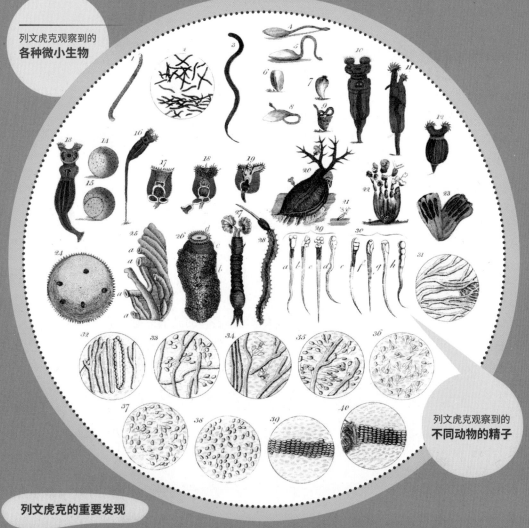

列文虎克观察到的
不同动物的精子

列文虎克的重要发现

1674 年
发现了纤毛虫

1677 年
发现了不同物种的精子
具有不同的形态

1682 年
首次观察到了肌肉细胞

1683 年
发现了细菌及细胞中的囊泡

　　值得一提的是，列文虎克还是第一位观察到精子的科学家。他利用显微镜观察自己的精液，从中发现了一群像蝌蚪一样不规则游动的特殊细胞。随后，列文虎克又细致地研究了多种软体动物、鱼类、两栖类、鸟类与哺乳动物的精子。他认为"精子在动物繁殖过程中至关重要，动物的雏形就隐藏在这些微小的精子中，而雌性的子宫只是为精子的发育提供营养"。

二 细胞学说的建立

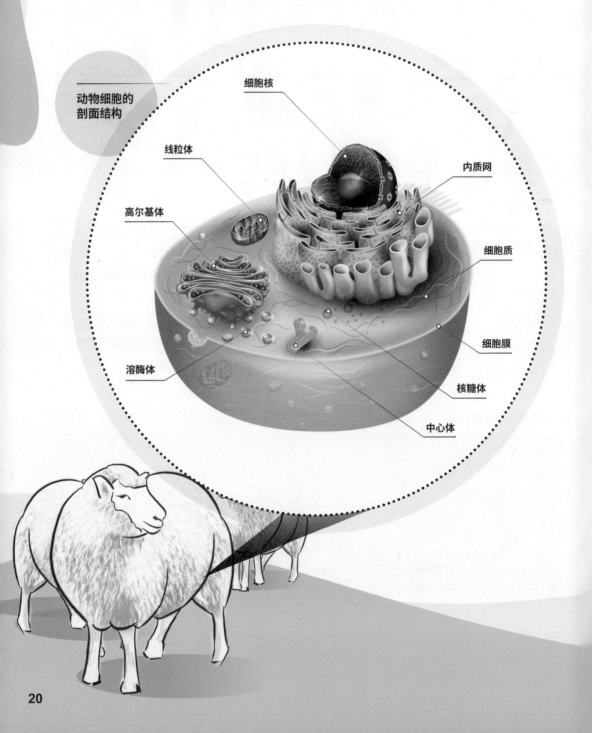

动物细胞的剖面结构

细胞核

线粒体

高尔基体

内质网

细胞质

细胞膜

溶酶体

核糖体

中心体

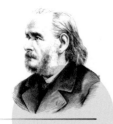

德国植物学家
马蒂亚斯·雅各布·施莱登

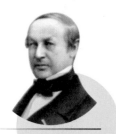

德国生理学家
西奥多·施旺

19 世纪中叶，德国科学家马蒂亚斯·雅各布·施莱登和西奥多·施旺共同提出了"细胞学说"（Cell Theory），即细胞是构成一切动植物的基本单位。细胞学说的提出首次证实了不同生物在结构上的统一性，以及生命体在进化上的共同起源，推动了现代生物学的快速发展。

细胞的生长、繁殖、代谢和凋亡都会影响甚至改变生命体的命运。如果细胞的生理活动发生了紊乱，很可能诱发细胞病变，细胞病变的积累会导致生命体疾病。所以说，生命体的命运与细胞的命运息息相关。

自 17 世纪末胡克和列文虎克发现动植物个体都是由一些极其微小的细胞构成的后，人们对细胞的概念才有了一些懵懂的认识。然而，在那个科学尚未开化的年代，一些现在看来很简单的生物学问题却令当时的科学家十分困惑。例如，是否所有的生物都是由细胞构成的？细胞是如何生长和繁殖的？细胞在生命体内发挥着怎样的功能？

19 世纪 30 年代，施莱登在德国耶拿大学担任植物学教授。任教期间，他对植物的结构产生了浓厚的研究兴趣。他研究和观察了多种植物的结构，并结合前人的研究提出"细胞是构成一切植物的基本单位"这一著名论断，并将此观点写入了 1838 年出版的《植物发生论》（*Contributions to our Knowledge of Phytogenesis*）中。

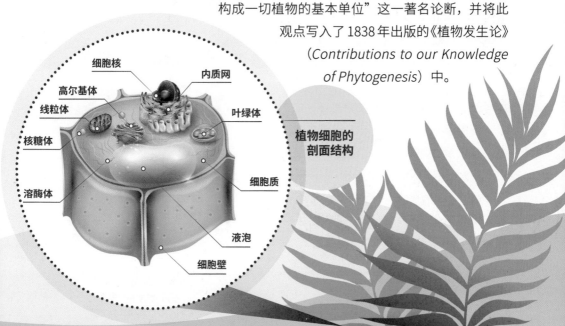

细胞核 高尔基体 线粒体 核糖体 溶酶体 内质网 叶绿体 细胞质 液泡 细胞壁

植物细胞的剖面结构

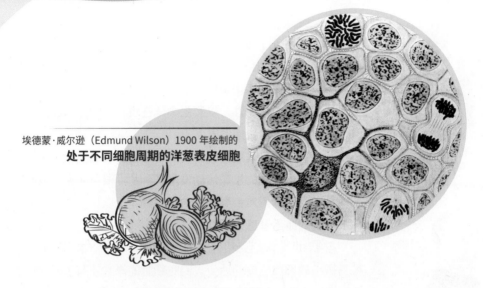

埃德蒙·威尔逊（Edmund Wilson）1900 年绘制的
处于不同细胞周期的洋葱表皮细胞

1839 年，施旺受到施莱登的启发，将此前在植物界得出的主要结论扩展到了动物界。他认为，所有的动物体也是由细胞组成的。施旺还首次提出了动物细胞可能是由预先存在的母细胞分裂来的，这是最早出现的有关细胞分裂的描述。

约 20 年后，德国生物学家鲁道夫·菲尔绍（Rudolf Virchow）在施莱登和施旺的观点基础上作出了一个重要论断，即所有的细胞都来自已经存在的细胞。至此，上述三位科学家的主要研究结论共同形成了一套比较完整的理论体系，即"细胞学说"。细胞学说的建立为生命科学及医学研究奠定了坚实的基础。伟大的思想家弗里德里希·恩格斯（Friedrich Engels）将细胞学说与能量守恒和转化定律、自然选择学说并誉为 19 世纪最伟大的自然科学发现。

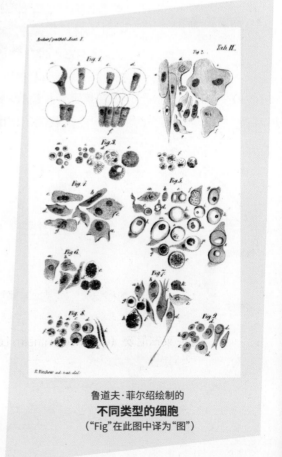

鲁道夫·菲尔绍绘制的
不同类型的细胞
（"Fig"在此图中译为"图"）

知识窗

19 世纪，德国科学家施莱登、施旺和菲尔绍共同提出并完善了细胞学说，其主要内容有：

① 细胞是一个有机体，一切动植物都由细胞发育而来，并由细胞和细胞产物构成。

② 细胞是一个相对独立的单位，既有它自己的生命，又对与其他细胞共同组成的整体生命起作用。

③ 新细胞可以由老细胞产生。

一切动植物由细胞构成

新细胞由老细胞产生

细胞学说的主要内容

细胞是生命的基本单位

细胞中广泛存在能量的流动

细胞都由基本的化学成分构成

遗传信息由细胞中的染色体承载并传递

三 解析遗传的密码

中国有句俗语："龙生龙，凤生凤，老鼠的儿子会打洞。"这句俗语生动地说明了生物的子代会遗传亲代的某些特征。德国哲学家戈特弗里德·威廉·莱布尼茨（Gottfried Wilhelm Leibniz）也曾说过："世上没有两片完全相同的树叶。"这说明不同生物个体之间必然存在着差异。随着科学的发展，人们逐渐解开了长期以来对于遗传现象的疑惑。奥地利修道士格雷戈尔·孟德尔在种植豌豆的过程中发现了重要的遗传学规律，詹姆斯·沃森和弗朗西斯·克里克共同发现了 DNA 双螺旋结构，由此开启了现代遗传学研究的新篇章。

生命的种子

人们对于科学的探究，往往源自对自然现象的不解和疑惑。约 1 万年前，生活在地球各处的智人逐渐不满足于采摘和狩猎的原始生活状态，不约而同地开始了对农业和畜牧业的探索。人们希望能够筛选和培育出更加符合人类需要的农作物和动物品种。例如，产量更大且不易生病的小麦，产肉更多且生长速度更快的绵羊等。在这个近乎漫长的培育过程中，人们逐渐发现了一些自然界中蕴含的"种瓜得瓜、种豆得豆"的朴素的"遗传规律"，但他们却并不知道隐藏其背后的科学原理。

19 世纪初，在奥匈帝国有一位默默无闻的修道士，他利用菜园里种植的豌豆开展了一系列生物学实验，揭示了上述看似简单，实则无比深奥的科学原理，他的研究成果叩启了现代生命科学特别是遗传学的大门。

起初，孟德尔观察到教堂菜园中种植的豌豆具有不同的特征。例如，一些豌豆结出的籽粒带有褶皱，另一些则很光滑；一些豌豆的豆荚是绿色的，另一些则是黄色的；一些豌豆的茎长，而另一些的茎短。孟德尔选择了几种具有不同特征的豌豆植株进行杂交实验，观察其子代豌豆植株和籽粒的特征。

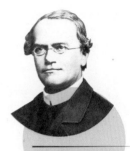

格雷戈尔·孟德尔

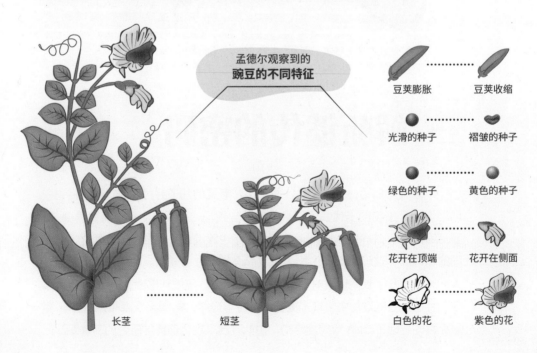

孟德尔观察到的
豌豆的不同特征

豆荚膨胀　　　　豆荚收缩

光滑的种子　　　褶皱的种子

绿色的种子　　　黄色的种子

花开在顶端　　　花开在侧面

白色的花　　　　紫色的花

长茎　　　　短茎

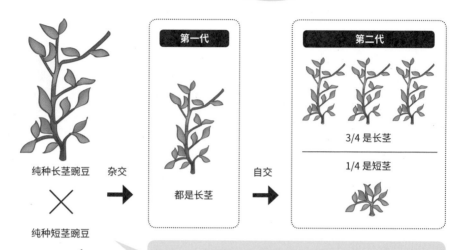

豌豆杂交实验

第一代

第二代

纯种长茎豌豆

杂交

都是长茎

自交

3/4 是长茎

1/4 是短茎

纯种短茎豌豆

> 孟德尔用纯种长茎豌豆和纯种短茎豌豆杂交，把收集结出的种子再次种植，他发现第一代的豌豆都是长茎的。他将这些长茎的豌豆自交，收集结出的种子种植后进行第二代植株观察，结果有 3/4 的豌豆是长茎的，1/4 的豌豆是短茎的。

从 1854 年开始，孟德尔在菜园里开辟了一块相对独立的区域以开展他的研究工作。他用绳子和木棍捆绑容易倒伏的豌豆苗，并且几乎每天都守在菜园里，随时驱散那些可能会影响豌豆授粉的蝴蝶和蜜蜂。

孟德尔的豌豆杂交实验持续了十几年，他从大量的实验数据中总结出了一些重要结论。例如，他发现某种可能的"遗传因子"决定了生物的性状。1866 年，孟德尔将他的发现写成了《植物杂交实验》（*Versuche über Pflanzen-Hybriden*）并公开发表。孟德尔在其论文中提出：

(1) 决定生物体遗传性状的一对等位基因在配子形成时彼此分开，分别进入其中一个配子中（基因分离）。

(2) 一对染色体上的等位基因与另一对染色体上的等位基因的分离或组合互不干扰，各自独立地分配到配子中去（自由组合）。

然而，令孟德尔无奈的是，尽管他费尽心思地发表个人演说、将论文寄送给多家研究机构和生物学家，却依旧没有引起科学同行们的重视和认可。在此后的若干年中，孟德尔的研究成果如同他本人一样被湮没了在历史长河中。

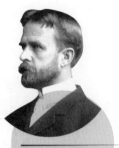

1900 年，也就是孟德尔逝世的 16 年后，在不同国家开展研究的三位科学家几乎在同一时间"发现"了遗传规律，当他们想要将研究成果公之于众时，才从大量的文献中查阅到了孟德尔发表的论文，这项尘封多年的重要科研成果终于得以重见天日。其中一位德国科学家卡尔·柯灵斯（Carl Correns）将孟德尔的主要研究成果总结成现代遗传学的两个基本定律——"基因分离定律"和"基因自由组合定律"，统称为"孟德尔遗传定律"。同一时期，另一位美国生物学家托马斯·亨特·摩尔根利用果蝇开展了一系列遗传学研究，他发现在减数分裂过程中，位于同源染色体上的等位基因之间会发生连锁和交换，进而产生基因重组，这便是"基因的连锁和交换定律"。上述由孟德尔和摩尔根所发现的遗传规律，被后人总结为遗传学三大基本定律。至此，遗传学的研究进入了新的时代，也预示着分子生物学研究的时代即将到来。

托马斯·亨特·摩尔根

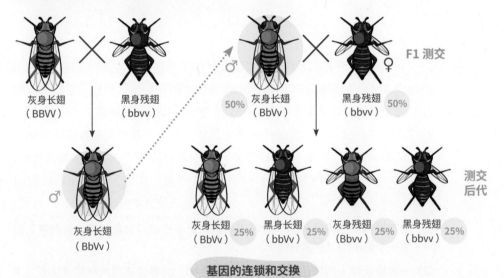

基因的连锁和交换

在孟德尔提出经典遗传学理论近百年后，科学家在遗传学领域的探索抵达了另一个高峰，人们发现了孟德尔提到的某种可能的"遗传因子"的物质载体，即脱氧核糖核酸——DNA（Deoxyribo nucleic Acid），并解析了它的结构。1951—1953 年，英国剑桥大学卡文迪许实验室的沃森和克里克合作，根据英国晶体学家罗莎琳·富兰克林（Rosalind Franklin）获得的 DNA 的 X 射线衍射数据，提出了 DNA 双螺旋结构模型。

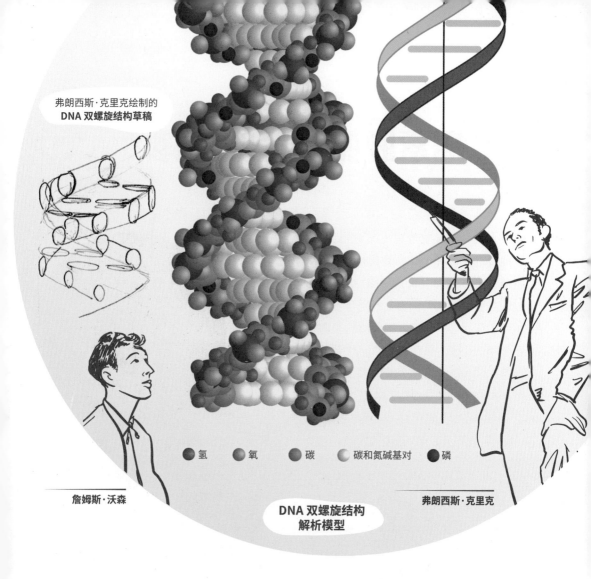

弗朗西斯·克里克绘制的
DNA 双螺旋结构草稿

● 氢　● 氧　● 碳　○ 碳和氮碱基对　● 磷

詹姆斯·沃森

**DNA 双螺旋结构
解析模型**

弗朗西斯·克里克

1953 年，沃森和克里克在《自然》（*Nature*）杂志上公布了他们的研究结果，即 DNA 双螺旋结构模型。他们建立的 DNA 分子结构是由两条多核苷酸链构成的，两条链走向互补、排列相反，类似我们衣服上的拉链，整体向右手螺旋扭曲。他们的这一发现被认为是生命科学史上一个革命性的成果，被誉为"20 世纪最重要的科学成就之一"。成功解析 DNA 双螺旋结构的那年，沃森年仅 28 岁，正所谓"改变这个世界的，其实都是一群年轻人"。

1962 年，沃森、克里克和利用 X 射线解析 DNA 结构的英国科学家莫里斯·威尔金斯（Maurice Wilkins）由于发现了关于核酸结构和它在生命物质的信息传递中的重大意义，共同获得了诺贝尔生理学或医学奖。他们最终赢得了这场解析 DNA 结构之谜的世纪竞赛。

四 探索胚胎发育的奥秘

人类针对胚胎发育的研究已经持续了数百年。哺乳动物的生命和个体发育起始于受精，精子与卵细胞结合形成具有发育为完整个体能力的受精卵。以人类胚胎发育为例，在经历了 5 ～ 7 天的早期发育阶段后，胚胎植入到母体的子宫中。此后，胚胎将进一步生长、发育直至个体的出生。经过数月的孕育，一枚受精卵便神奇地发育成为母亲怀抱中的婴儿，这个过程中蕴含着哪些奥秘呢？

1885 年，德国生物学家奥古斯特·魏斯曼提出了一个假说，他认为：细胞每分裂一次，遗传物质就减半，含有不同数量遗传物质的细胞就变成不同形态的"分化"细胞。随后，德国生物学家汉斯·杜里舒（Hans Driesch）通过研究发现，胚胎的发育过程可能存在更为复杂的机制。他将海胆 2-细胞期胚胎的卵裂球分离开，发现每个卵裂球都能独立地发育成一个海胆。这两个海胆是世界上第一例人造的"双胞胎"动物，实现了以往只在植物界才可能实现的生命复制。

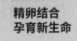

**精卵结合
孕育新生命**

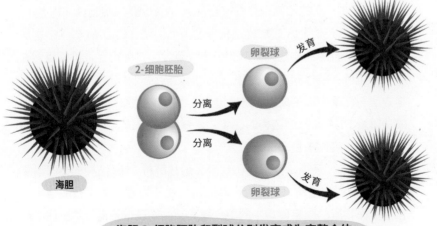

海胆 2-细胞胚胎卵裂球分别发育成为完整个体

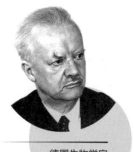

德国生物学家
汉斯·斯佩曼

1920 年，汉 斯·斯 佩 曼 以 一 种 两 栖 类 动 物 蝾 螈（*Salamander*）作为研究对象，进行了著名的胚胎横缢实验。他用刚出生婴儿的一缕头发丝巧妙地将蝾螈的受精卵在中间做了结扎，使整个细胞呈哑铃状。结果发现有细胞核的一侧可以发育成一个正常的个体，没有细胞核的一侧则无法继续发育。这项研究表明：在早期胚胎发育过程中，细胞核的存在是胚胎发育的决定性因素，细胞核含有支撑个体发育所必需的遗传物质。

胚胎横缢实验

蝾螈（*Salamander*）

斯佩曼在上述研究的基础上继续对蝾螈胚胎细胞的发育潜能进行研究。他将结扎蝾螈受精卵的头发丝松一些，形成不完全结扎，使细胞核只分布于胚胎的一侧，待有核的一侧发育到 16-细胞时去除结扎线，将卵裂胚胎中的一个细胞核挤压到没有细胞核的胞质一侧，然后将这个重构胚胎分开来，最终证明其仍可以发育为一个完整个体。这个实验说明，蝾螈胚胎发育到 16-细胞阶段，卵裂球仍然具有独立发育成完整个体的能力。

既然早期胚胎的卵裂球可以独立发育成个体，那 16-细胞之后的发育阶段的胚胎细胞是否也具有同样的发育能力呢？比如从皮肤或毛囊中取出的细胞能否发育成一个个体？

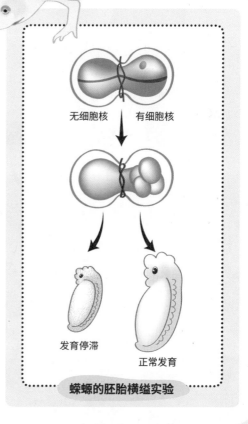

无细胞核　　有细胞核

发育停滞

正常发育

蝾螈的胚胎横缢实验

1958 年，在英国剑桥大学攻读博士学位的约翰·格登发表了一项举世瞩目的科研成果，颠覆了人们对于胚胎发育的认知。他以非洲爪蟾（*Xenopus laevis*）为研究对象，利用紫外线照射未受精的卵细胞以破坏其细胞核，然后将蝌蚪的肠细胞（一种体细胞）移植到这些卵细胞中。结果发现，约有 1.5% 的重构胚胎可以发育成健康的爪蟾，这就是我们今天所说的克隆技术（Clone）——由一枚体细胞复制成为个体。格登的研究成果纠正了当时"处于终末分化阶段的体细胞不具备发育全能性"的观点。非洲爪蟾的成功克隆，引发了科学家和社会公众对克隆技术的高度关注。

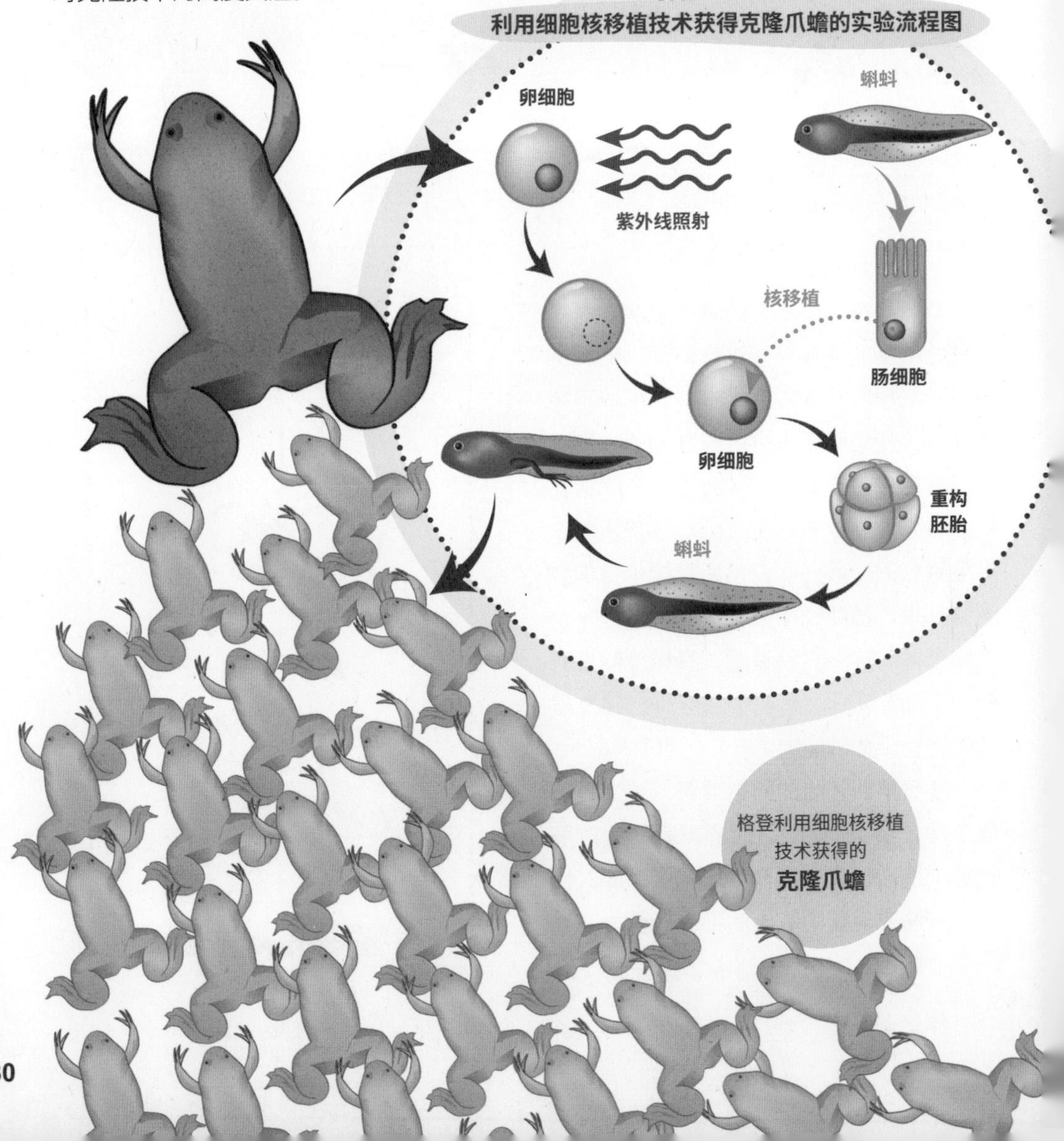

利用细胞核移植技术获得克隆爪蟾的实验流程图

卵细胞

蝌蚪

紫外线照射

核移植

肠细胞

卵细胞

重构胚胎

蝌蚪

格登利用细胞核移植技术获得的
克隆爪蟾

我国著名生物学家童第周在中国科学院动物研究所与科研人员进行学术讨论（1977 年拍摄）

我国著名生物学家童第周是世界上早期开展鱼类克隆研究的科学家之一。早在 1963 年，童第周将金鱼的细胞核移植到去除细胞核的角皮鱼的卵细胞中，得到了一条雌性克隆鱼，这是世界上最早一批被成功克隆的物种之一。1973 年，已经 71 岁的童第周与美籍华人科学家牛满江合作将从鲫鱼卵中提取的遗传物质注射到金鱼的受精卵中，得到了 320 条异种克隆鱼，其中近一半克隆鱼的鱼尾由金鱼的双尾变成了鲫鱼的单尾，这标志着鱼类异种间克隆获得了成功。国际生物学界用培育者的名字命名了这种鱼——童鱼。童第周开创了利用异种克隆技术人工培育鱼类新品种的先河，在克隆研究领域作出了突出贡献。

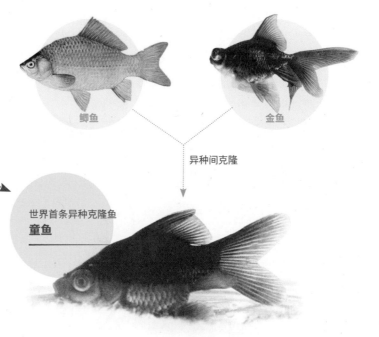

鲫鱼

金鱼

异种间克隆

世界首条异种克隆鱼
童鱼

由于研究技术和手段的匮乏，早期科学家进行胚胎发育研究的对象多局限于诸如海胆、爪蟾等胚胎尺寸相对较大的物种，利用哺乳动物进行克隆研究并非一件易事，许多类似的探索和尝试均以失败告终。

1997 年，《自然》杂志发表了一项震惊世界、举世瞩目的研究成果，英国爱丁堡大学罗斯林研究所的伊恩·威尔穆特利用体细胞核移植技术（Nuclear Transfer，NT）培育出了世界上第一只克隆羊"多莉"。"多莉"的出生标志着克隆技术在哺乳动物中取得成功，开启了人类在动物克隆领域研究的新篇章。

20 世纪 80 年代，威尔穆特便致力于转基因绵羊的研究，他在羊的受精卵中转入了一种基因，成功地培育出了一种乳汁中富含 α-a-抗胰蛋白酶（α-a-antitrypsin，一种蛋白酶抑制剂）的转基因绵羊。虽然转基因绵羊的研究获得了成功，但他发现实验的成功率很低，获得一只健康的转基因绵羊并非易事。威尔穆特认为，如果克隆技术能在绵羊上获得成功，就能快速地繁育大量具有相同性状的转基因绵羊，显著地提高研究效率。

威尔穆特和他的同事基思·坎贝尔（Keith Campbell，被认为是克隆羊的主要研究者）合作进行了克隆羊的研究。他们从一只 6 岁的雌性芬兰多塞特（Finn Dorset）绵羊体内分离出乳腺细胞，把这些终末分化的体细胞作为克隆的供体细胞。随后，他们又从苏格兰黑面羊（Scottish Blackface Sheep）体内获得了未受精的卵细胞，把去除细胞核的卵细胞作为核移植的受体细胞。他们将乳腺细胞注射到去除细胞核的卵细胞外，并通过电脉冲将二者融合到一起。他们惊奇地发现，一些重组胚胎在体外可以继续发育成囊胚，在体外培养 6 天后，这些发育的胚胎被移植到另一只代孕苏格兰黑面羊的子宫内。

1996 年 7 月 5 日，一只白色的小绵羊"多莉"诞生了，这是多么激动人心的一刻，"多莉"的诞生标志着克隆技术在哺乳动物的应用获得了成功。

克隆羊"多莉"

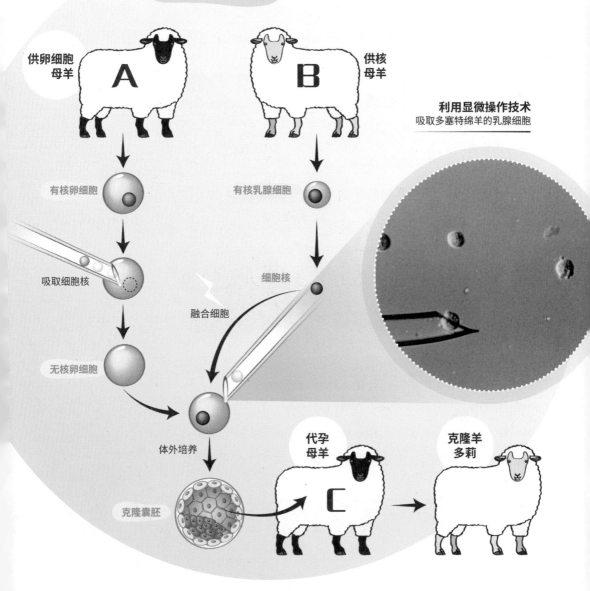

克隆羊实验流程

供卵细胞
母羊

A

供核
母羊

B

利用显微操作技术
吸取多塞特绵羊的乳腺细胞

有核卵细胞

有核乳腺细胞

吸取细胞核

细胞核

融合细胞

无核卵细胞

体外培养

代孕
母羊

C

克隆羊
多莉

克隆囊胚

　　"多莉"的克隆过程看似简单，但其技术操作复杂、效率极低。威尔穆特与同事重构了多达 277 枚克隆胚胎，仅有 29 枚（约 1/10）发育到了囊胚期，他们将这 29 枚重构克隆胚胎移植入母体，最终仅获得了 1 只克隆羊。由此可见，即便是拥有娴熟实验技术的一流研究团队，克隆的成功率依然很低。时至今日，在一个新的物种中实现克隆仍然被视为一项极具挑战性的科研工作。

1998 年，日本科学家若山照彦（Teruhiko Wakayama）率先利用体细胞核移植技术实现了小鼠克隆。小鼠作为一种在生命科学领域被广泛应用的模式动物，其成功克隆在生命科学研究中具有极为重要的意义。随后，若山照彦基于小鼠克隆胚胎建立了第一株小鼠细胞核移植胚胎干细胞（Nuclear Transfer Embryonic Stem Cell，ntESC），首次提出了治疗性克隆的概念，即通过克隆技术获取与患者自身相同的干细胞。

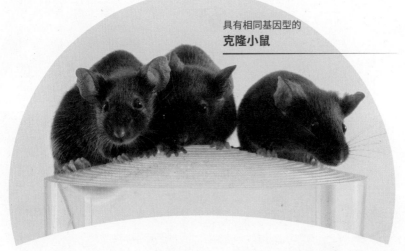

具有相同基因型的
克隆小鼠

在此后的 20 年中，科学家陆续实现了小鼠、猪、大鼠、牛、狗等20 多种动物的克隆。克隆技术在畜牧业中具有广阔的应用前景，利用克隆技术实现了多胎绵羊、高产奶牛等优良品种的快速繁育。此外，近年来一些生物技术公司开始提供猫、狗等宠物克隆的商业服务，让人们的爱宠"死而复生"，重新与主人团聚。

相比于其他物种，非人灵长类动物的克隆对人类
医学研究更为重要，被科学家视为
克隆领域的最后一座"荒岛"。2018
年，中国科学家孙强首次利用体细胞
核移植技术实现了猴子的克隆。两只
可爱的克隆猴"中中"和"华华"的诞生，
终结了灵长类动物能否被克隆的争议，
为人类开发、利用非人灵长类动物模型
提供了新途径。

克隆猴
"中中"和"华华"

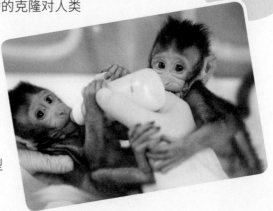

克隆技术的发展使人们逐渐意识到，如果以人类的体细胞为供体，就可能孕育出与供体细胞遗传物质一致的克隆生命，因此引发了社会对克隆技术伦理的关注和讨论。

牛顿曾说过："如果说我看得比别人更远些，那是因为我站在巨人的肩膀上。"从克隆理论的提出到技术的完善，并最终实现突破，同样经历了几代科学家的努力。以 19 世纪末德国科学家杜里舒首次分离了海胆胚胎为开端，到 20 世纪中叶格登首次实现爪蟾的克隆，再到 2018 年孙强实现了非人灵长类的克隆，人类对于克隆的探索历经了超过百年的时间。

值得一提的是，我国科学家在动物克隆领域作出了突出贡献，在目前已经成功实现克隆的 20 多种体细胞克隆动物中，中国科学家的贡献超过 1/3，包括鱼、大鼠、雪貂、猴子在内的动物克隆都是由中国科学家首次完成的。

哺乳动物克隆

1991 年

1998 年

2003 年

2002 年

2002 年

2000 年

1999 年

1998 年

2003 年

2003 年

2005 年

2006 年

2018 年

扫一扫

2018 年 2 月 8 日，两只名叫"中中"和"华华"的大眼萌猴的照片登上世界顶级学术期刊《细胞》（Cell）杂志的头条，标志着体细胞核移植技术在非人灵长类动物中获得了成功。科普视频《克隆技术的前世今生》带你回顾人类在克隆领域探索的百年历程。

《克隆技术的前世今生》

五 干细胞与再生医学之旅

数百年来，医学在不断地发展和进步，但人们还是意识到有很多疾病仅通过药物或手术是很难治愈的，其中之一就是被人们称作血癌的恶性血液疾病——白血病（Leukemia）。1845 年，德国病理学家鲁道夫·菲尔绍第一次发现并报道了白血病，患者体内的白细胞因增殖失控、分化障碍或凋亡受阻等因素在骨髓和其他组织中大量增殖，抑制了机体正常的造血功能。

存在于人体骨髓中的造血干细胞（Hematopoietic Stem Cell, HSC）是一类具有分化功能的细胞，人体血液中的红细胞、白细胞和血小板等都是由它多次分化发育来的。1956 年，美国医生唐纳尔·托马斯在纽约的一家医院里成功实施了世界上首例骨髓移植治疗白血病手术。托马斯通过放射疗法破坏了患者骨髓中已经癌变的白细胞，然后将从患者同卵双胞胎兄弟体内采集的健康骨髓移植到了患者体内，手术取得了成功，患者的症状奇迹般地得到了缓解，并延长了生命。这是人类历史上第一个用体内的干细胞对抗疾病的成功案例。

然而，并非所有的白血病患者都有一位同卵双胞胎的兄弟或姐妹可以为自己提供骨髓，骨髓移植手术也不应该仅限于在同卵双胞胎之间开展。在托马斯医生的努力下，非双胞胎个体之间的骨髓移植也获得了成功。因此，托马斯被誉为"骨髓移植之父"，他一生致力于研究和完善骨髓移植手术，实现了作为一名医生治病救人的理想。1990 年，托马斯医生因其在器官移植治疗人类疾病领域所作出的贡献被授予诺贝尔生理学或医学奖。

相比于造血干细胞仅能分化为特定的血液细胞，生命发育的早期胚胎在理论上具有分化为机体全部类型细胞的能力，其

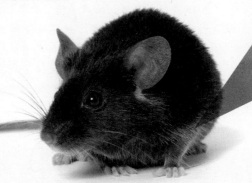

具有巨大的发育潜能。20 世纪 80 年代，科学家从哺乳动物胚胎中获取了一种具有自我更新、分化能力及一定发育潜能的特殊细胞类型——干细胞（Stem Cell），干细胞的建立是生命科学发展史上的一座里程碑。

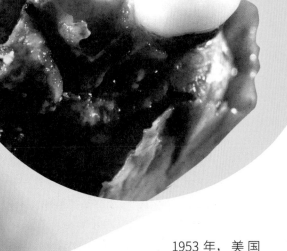

一种卵巢畸胎瘤
可以明显观察到脂肪、牙齿、毛发及骨骼等组织

1953 年，美国杰克逊实验室一名刚刚获得博士学位的科研人员勒罗伊·史蒂文斯（Leroy Stevens）用一种名为"129 品系"的黑色小鼠进行繁殖实验，在一次实验中，他偶然注意到一只小鼠长有巨大阴囊。经过细致解剖，史蒂文斯在小鼠阴囊中发现了长有毛发、牙齿、血管等组织的肿瘤，他将其命名为畸胎瘤（Teratoma）。经过进一步研究发现，畸胎瘤可能是由发育早期的生殖细胞——胚胎癌性细胞（Embryonal Carcinoma Cell，ECC）分化来的，这是一种具有分化能力的干细胞。在随后的研究中，史蒂文斯发现囊胚中的内细胞团（Inner Cell Mass，ICM）和原始生殖细胞（Primordial Germ Cell，PGC）都具有分化潜能。史蒂文斯的研究成果在干细胞

研究史上占有举足轻重的地位，预示着人们有可能从哺乳动物早期胚胎中建立一种能够不断扩增、复制且具有分化潜能的干细胞。

1981 年，英国剑桥大学的马丁·埃文斯和马修·考夫曼合作开展干细胞研究，他们从史蒂文斯实验室获得了几只 129 品系小鼠，并利用这些小鼠进行体外畸胎瘤组织培养和细胞分化研究。他们通过不断地改进干细胞的培养体系，建立了世界上第一株小鼠胚胎干细胞系（Embryonic Stem Cells，ESC）。埃文斯和考夫曼所建立的细胞分离和培养体系一直被沿用至今，仍是科学家获得小鼠胚胎干细胞的极佳选择之一。

随后，科学家尝试将胚胎干细胞注射到小鼠的早期胚胎中，证明了其具有分化成体内几乎全部种类细胞的能力，小鼠胚胎干细胞所具有的独特发育潜能使之成为将遗传物质传递给后代的理想载体，为随后利用干细胞同源重组技术构建基因敲除小鼠奠定了坚实的基础。

自 1981 年马丁·埃文斯成功获取小鼠胚胎干细胞之后，各国科学家一直在探索建立人胚干细胞系（Human Embryonic Stem Cell，hESC）的方法。美国威斯康星大学的詹姆斯·汤姆森是最早投身于此项研究的科学家之一。1995 年，汤姆森从一种非人灵长类动物——恒河猴胚胎中成功分离出了猴的胚胎干细胞，这些干细胞不仅能够在体外长期培养和增殖，而且具有分化为其他多种细胞的能力。1998 年，在此

扫一扫

干细胞是一种未被赋予特定功能的细胞，它既能够无限制地增殖，生成新的细胞，还能够在特定环境下分化，成为特定功能的细胞。科普视频《神奇的干细胞》将带你了解什么是干细胞，它们有什么特征。科学家正在致力于利用干细胞开展再生医学的研究，干细胞所拥有的强大能力未来将改变你我的生活。

《神奇的干细胞》

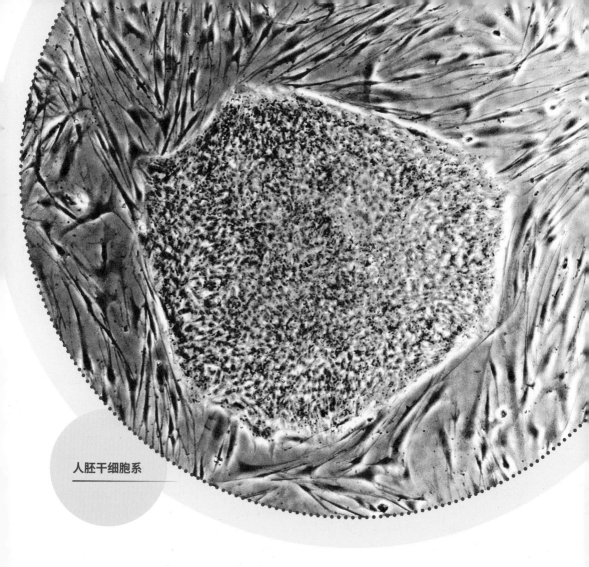

人胚干细胞系

前工作的基础上，汤姆森从获捐的人类囊胚中分离出了第一株人胚干细胞系。2008 年，汤姆森被美国《时代周刊》（*Time*）评为全球最具影响力的 100 人之一。

该成果一经发布立即引发了社会的强烈关注和讨论，有些人认为人胚干细胞系的建立将赋予人类机体再生的能力，是生命科学和医学研究领域的一项重大突破。同时也引发了另一些人的质疑和批评，他们明确反对干细胞研究，坚信胚胎产生的唯一目的就是发育成为个体，任何破坏受精卵或胚胎的行为都是不道德的。2001 年，时任美国总统的乔治·布什签署条例，严格限制科研人员利用美国联邦经费开展人胚干细胞研究。与此同时，包括德国、意大利在内的欧洲国家也发布了禁令，在一定程度上限制利用国家科研经费进行干细胞研究。

然而，科学的发展并未因此停下脚步。在澳大利亚、新加坡、以色列、加拿大和美国个别州的支持下，科学家继续开展利用人胚干细胞分化成神经元细胞、免疫细胞、心肌细胞甚至生殖细胞等相关研究。2009 年，布什的继任者贝拉克·侯赛因·奥巴马解除了此前的禁令，有条件地开放使用美国国家经费开展干细胞相关研究。人们预测在不远的未来，干细胞在再生医学领域的应用会引发新一轮医学革命，解决那些传统医学无法治愈的疾病，最终造福于人类。

受精卵形成之后，胚胎的发育似乎会按照某种既定的"程序"运转。形成初期的胚胎具有较高的发育潜能，随着发育的进行，胚胎的发育潜能随之降低，逐步发育成机体内形态和功能各不相同的多种细胞。也就是说细胞的多能性仅出现在胚胎发育早期。那么，能否将生命的时钟逆转，将已经发育的成体细胞逆转成具有发育多能性的干细胞，从而实现细胞和生命的"再生"呢？

2006 年，日本京都大学的山中伸弥在小鼠胚胎成纤维细胞（Mouse Embryonic Fibroblasts，MEFs）中利用病毒为载体导入了 4 个外源转录因子——*Oct*4，*Sox*2，*c-Myc*，*Klf*4，成功将其逆转为一种具有多能性的干细胞，即诱导多能干细胞（Induced Pluripotent Stem Cells，iPSC）。研究表明，体外人工诱导获得的 iPS 细胞具有类似小鼠胚胎干细胞的多能性，例如，能够表达多能性因子，具有分化成多种细胞的能力，并能够获得嵌合体小鼠。

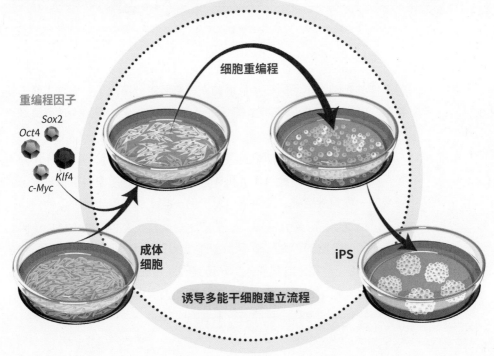

诱导多能干细胞建立流程

由于诱导多能干细胞的建立不需要人的胚胎,一定程度上规避了胚胎干细胞在再生医学应用中涉及的细胞来源和伦理争议等问题,其成功建立是继克隆之后细胞重编程研究领域的又一次飞跃。

2012年,日本科学家山中伸弥与英国科学家约翰·格登因在细胞重编程研究领域的杰出贡献获得诺贝尔生理学或医学奖。

胚胎干细胞研究大事记

1878 年
首次实现哺乳动物的体外受精

20 世纪 60 年代
从近交系小鼠畸胎瘤中分离出胚胎癌性细胞,并鉴定其为一种干细胞

20 世纪 70 年代
注射到小鼠囊胚中的胚胎癌性细胞发育为嵌合小鼠

1981 年
首次从小鼠囊胚的内细胞团中获得小鼠胚胎干细胞

1984 年
首次从人类睾丸畸胎瘤中分离出胚胎癌细胞,并证明其具有分化能力

1994 年
首次建立人胚干细胞样干细胞,仅能实现短期培养

1995 年
成功建立非人灵长类动物恒河猴胚胎干细胞系

1998 年
建立第一株人胚干细胞系

2006 年
首次建立诱导多能干细胞

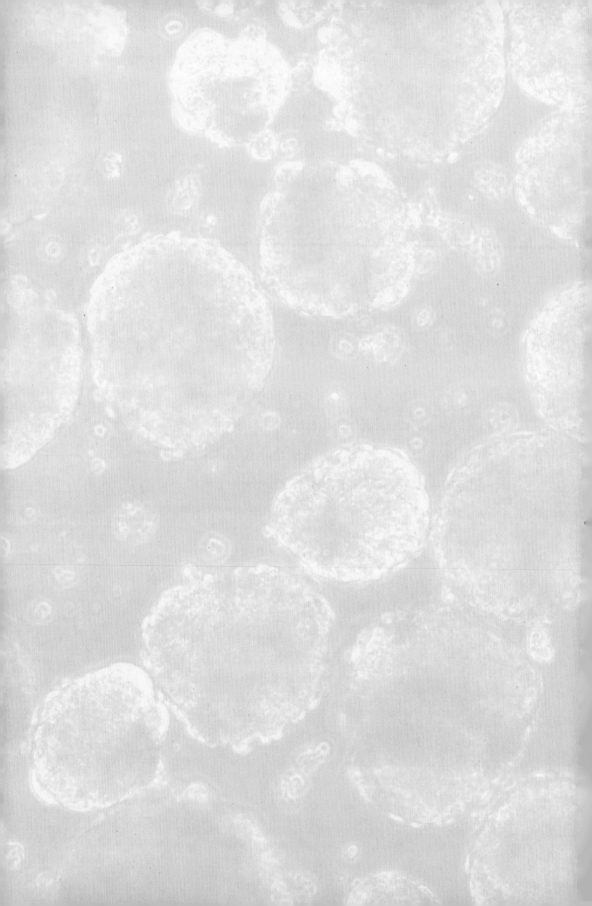

第二章 干细胞：生命的种子

　　经过约 38 亿年的漫长演化，地球上形成了高度发达的生命系统，人类便是该系统中的一员。人体是由种类繁多、数目庞大的细胞构成的。这些细胞在人体内各司其职、相互合作，共同维持着生命体的生长、发育，主导着个体的衰老和死亡。可以说机体的生物学行为是由所有细胞共同决定的。

　　在生命世界中，精卵结合是一个新生命开始的标志，受精卵蕴含着巨大的发育潜能。以人类为例，随着胚胎的发育和胎儿的出生，机体细胞逐渐丧失了早期胚胎的发育潜能，发育成为行使不同功能的成体细胞。当然，人体内还有一部分细胞保持着有限的再生能力，例如，血液细胞的再生维持着人体血液循环系统的运转，小肠绒毛细胞的更新维持着人体正常的消化功能……

　　目前，科学家已经从早期胚胎、成体组织甚至胎盘中分离出了干细胞，利用干细胞的"百变能力"，尝试治疗因细胞、组织退化或遗传因素导致的疾病。干细胞治疗有望解决人类面临的重大医学难题，引发继药物治疗和手术治疗之后的新一轮医疗技术革命。

一 干细胞的"七十二般变化"

无所不"变"的干细胞

你还记得小时候我们阅读小说《西游记》的体验吗？我们会为唐僧师徒四人历尽艰辛最终求取真经而拍手称赞，更会为孙悟空独有的七十二般变化而拍案叫绝。实际上，在人类胚胎发育的早期和成体组织中，都存在着这样一类细胞，它们不仅能自我复制、无限增殖，还能摇身一变，神奇地变成各种细胞，甚至比孙悟空的七十二般变化还要多样，这就是被科学家称作"生命的种子"的干细胞。干细胞到底是何方神圣？它又将为人类的健康作出何种贡献呢？

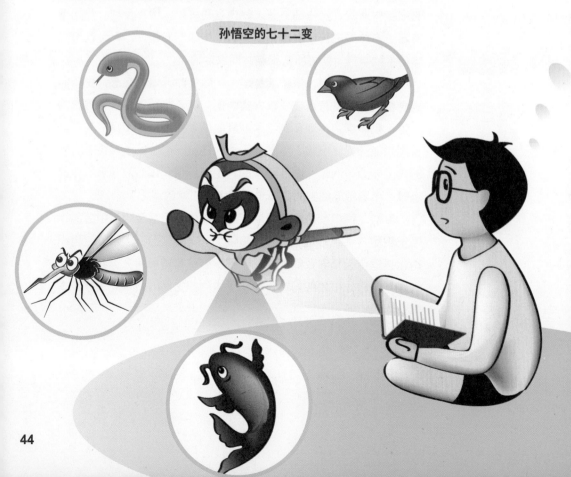

孙悟空的七十二变

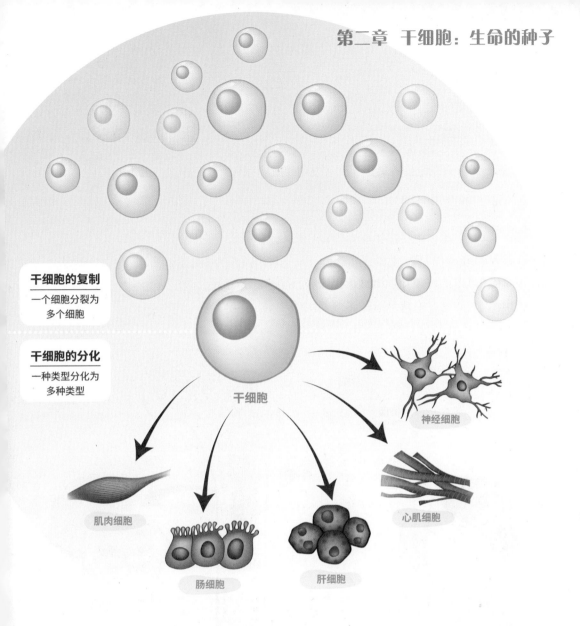

干细胞的复制
一个细胞分裂为
多个细胞

干细胞的分化
一种类型分化为
多种类型

干细胞

神经细胞

肌肉细胞

心肌细胞

肠细胞

肝细胞

　　干细胞名字的独特之处在于其中的"干"字，干细胞的英文名字是 Stem Cell，其中的 stem 即指树的树干、茎干，并含有"起源"之意。就像扎根在泥土里的树苗，有了树干不断地运送营养，枝叶才能够茁壮成长。同样，干细胞是一类具有分化为多种不同类型细胞能力的细胞，干细胞具有自我更新（Self-Renewal）的能力，即在一定的培养条件下几乎可以无限地产生新细胞；它们还具有分化（Differentiation）的能力，即可以"变身"为其他不同种类的细胞。干细胞既可以从发育早期的胚胎中获取，即胚胎干细胞，也可以从已经发育完全的机体中获取，即成体干细胞。不同类型的干细胞的培养方法、形态及发育潜能都不尽相同。

　　通过下面这个例子，我们就能快速了解人体中干细胞存在的重要意义。当我们因献血或发生意外而造成体内失血时，存在于骨髓中的大量造血干细胞会被动员起来分化为造血祖细胞（Hematopoietic Progenitor Cells），造血祖细胞会继续分化成为中间态的前体细胞，然后又经过一系列分化过程，最终成了我们所熟悉的红细胞、血小板及 B 细胞、T 细胞等体内不同类型的血液细胞。也就是说，干细胞在体内要经过复杂的分化过程，才能形成广泛存在于我们体内的各种成体细胞。正是由于如造血干细胞这类成体干细胞的存在，我们的机体才能健康、有序地运转。

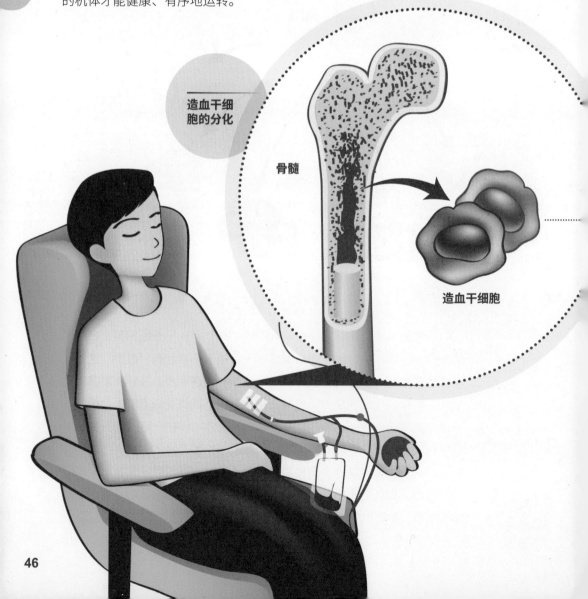

造血干细胞的分化

骨髓

造血干细胞

知识窗

① **干细胞：**能够自我更新、具有多项分化潜能、能分化形成多种细胞类型的细胞。

② **祖细胞：**只能向特定细胞系列分化、只具备有限的分裂增殖能力的成体细胞。

③ **前体细胞：**只能向特定终末分化细胞分化、较祖细胞具有更有限的增殖能力的成体细胞。

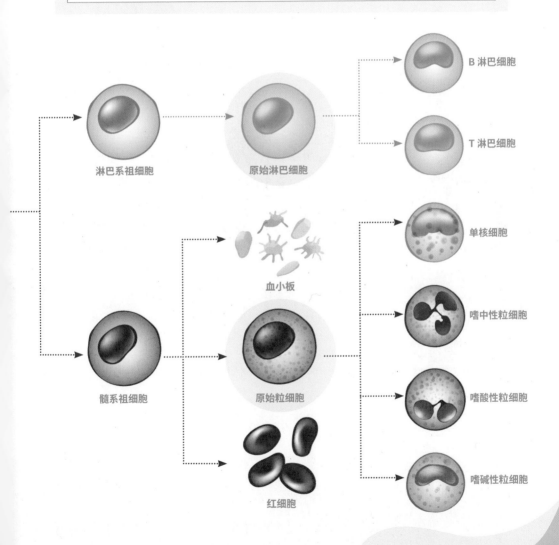

淋巴系祖细胞

原始淋巴细胞

B 淋巴细胞

T 淋巴细胞

血小板

单核细胞

髓系祖细胞

原始粒细胞

嗜中性粒细胞

嗜酸性粒细胞

红细胞

嗜碱性粒细胞

干细胞的大家族

如果我们想要清晰地了解和认识干细胞，就需要合适的分类方法作为支撑。这就像我们去一个大家庭做客，要想认清家庭的每位成员，我们既可以通过性别划分，也可以通过年龄辨别。同样，我们也可以通过不同的分类方法，来了解干细胞的大家族。

按照细胞来源进行区分，干细胞可以分为胚胎干细胞、成体干细胞和诱导多能干细胞。

胚胎干细胞

胚胎干细胞是从发育早期的胚胎中分离出来的干细胞，它具有可以分化为个体几乎全部细胞、组织和器官的能力。

不同来源的干细胞

成体干细胞

成体干细胞是人体内各组织中具有分化能力的干细胞，如造血干细胞、神经干细胞（Neural Stem Cell）和表皮干细胞（Epidermal Stem Cell）等。

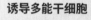

诱导多能干细胞

诱导多能干细胞是利用转录因子诱导成体细胞转化成的一种具有和胚胎干细胞类似特征的干细胞类型。

胎儿

成人

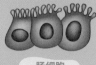

肠细胞

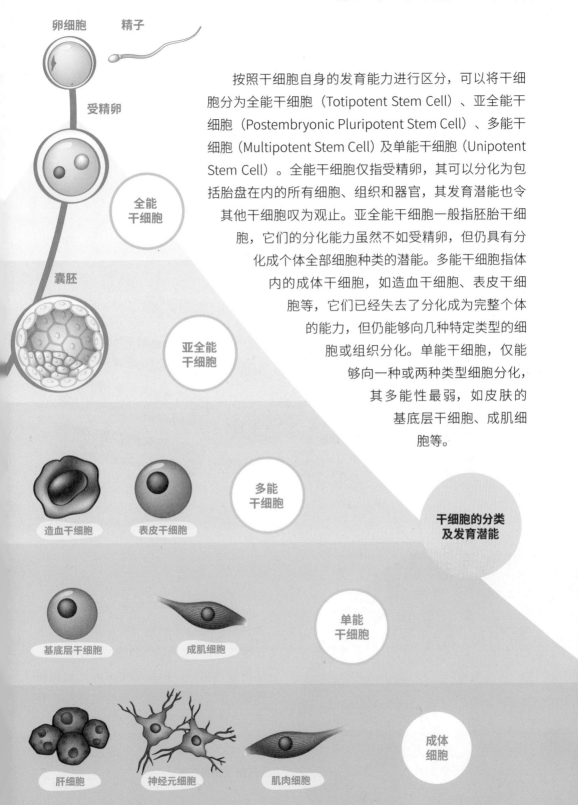

按照干细胞自身的发育能力进行区分，可以将干细胞分为全能干细胞（Totipotent Stem Cell）、亚全能干细胞（Postembryonic Pluripotent Stem Cell）、多能干细胞（Multipotent Stem Cell）及单能干细胞（Unipotent Stem Cell）。全能干细胞仅指受精卵，其可以分化为包括胎盘在内的所有细胞、组织和器官，其发育潜能也令其他干细胞叹为观止。亚全能干细胞一般指胚胎干胞，它们的分化能力虽然不如受精卵，但仍具有分化成个体全部细胞种类的潜能。多能干细胞指体内的成体干细胞，如造血干细胞、表皮干胞等，它们已经失去了分化成为完整个体的能力，但仍能够向几种特定类型的细胞或组织分化。单能干细胞，仅能够向一种或两种类型细胞分化，其多能性最弱，如皮肤的基底层干细胞、成肌细胞等。

卵细胞　精子

受精卵

全能
干细胞

囊胚

亚全能
干细胞

多能
干细胞

造血干细胞　　表皮干细胞

干细胞的分类
及发育潜能

单能
干细胞

基底层干细胞　　成肌细胞

成体
细胞

肝细胞　　神经元细胞　　肌肉细胞

干细胞的"身份证"

在生活中，人与人之间除了通过名字来区分，还会使用身份证这一特殊的标签来区分。同样，干细胞也有自己的"身份证"。我们可以通过特定的实验来鉴定一种细胞是否是干细胞，它们的发育潜能如何。以胚胎干细胞为例：

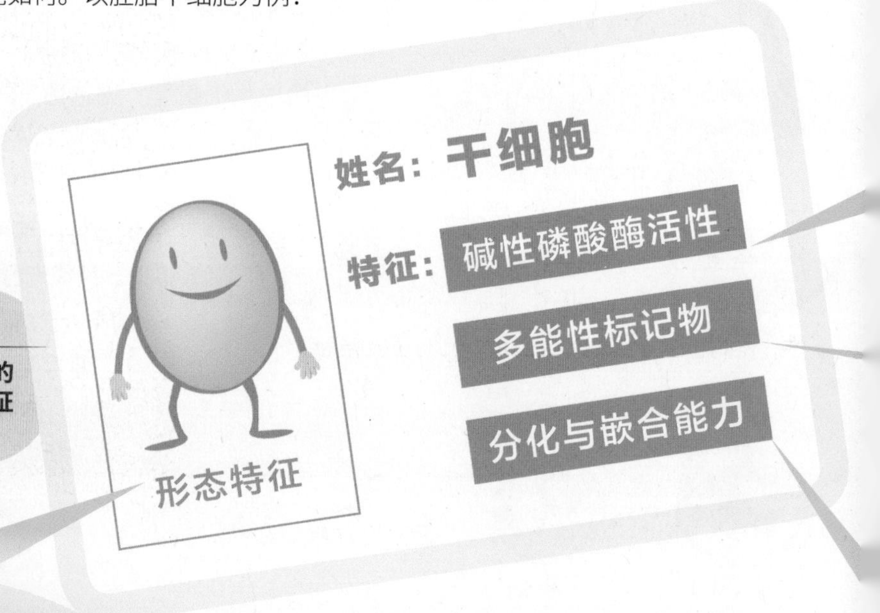

干细胞的
身份证

姓名：**干细胞**

特征：碱性磷酸酶活性

多能性标记物

分化与嵌合能力

形态特征

首先，我们从形态上看干细胞有什么特征。胚胎干细胞一般呈集落状的生长状态，这种集落较为致密，且微微隆起，边界较为清晰，形似鸟巢。通过显微镜观察，我们可以发现干细胞的细胞核较大，核内有多个核仁，且细胞质较少。

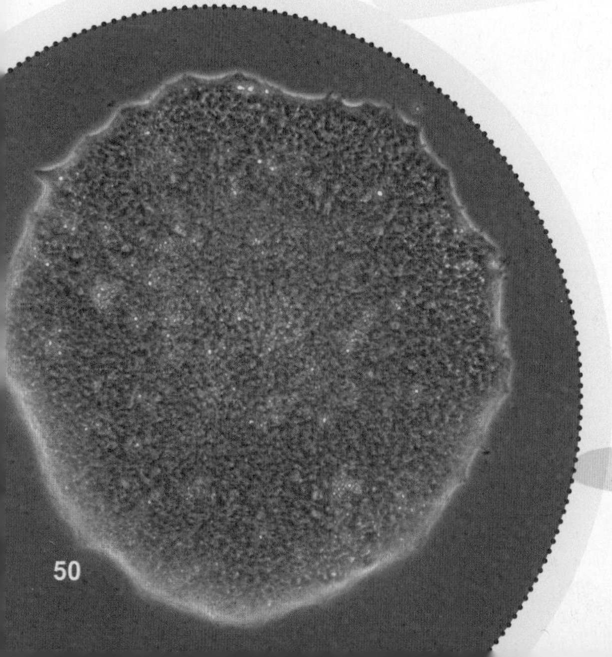

人的胚胎干细胞形态

胚胎干细胞碱性磷酸酶染色

其次，我们要鉴定细胞中是否含有特殊的酶。通常，干细胞中含有的碱性磷酸酶（Alkaline Phosphatase）即一类单酯磷酸水解酶的活性较高，可以通过对细胞中碱性磷酸酶的活性进行检测来判断。

人胚干细胞

	多能性蛋白	细胞核	图像合成
NANOG			
OCT4			
SOX2			
SSEA-1			

再次，细胞中有没有特殊的蛋白质也是一项重要的指标。干细胞中有很多特殊的蛋白质，如 *OCT4*、*SOX2*、*NANOG*、*SSEA*-1 等多能性标记物，正是它们控制着干细胞的多能性，它们也是干细胞"身份证"上的重要信息。

最后，也是最为重要的是，要评价这些干细胞能不能分化，即评价干细胞的分化潜能。可分为体外鉴定和体内鉴定。体外鉴定指通过撤除细胞培养液中的分化抑制因子和滋养层细胞，检验细胞是否能够自发或诱导成为其他类型的细胞。而更为严苛的检验有嵌合体实验和四倍体补偿实验，用以评估干细胞是否具有参与个体发育或独立发育成个体的能力。

人胚干细胞来源的多种功能细胞

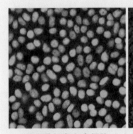

视网膜色素上皮细胞 心肌细胞

神经元细胞

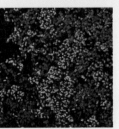

肝细胞

干细胞的应用

干细胞研究领域的快速发展对生命科学的基础研究具有极大的推动作用，与再生医学相结合更展现出了广阔的临床应用前景。因此，干细胞的基础研究和临床应用已成为世界生命科学领域的研究热点，其主要的应用领域如下。

1. 促进早期胚胎发育研究，了解"最初的自己"

我们每个完整个体的发育都是从一枚细胞开始的，这枚细胞就是受精卵。然而，受精卵在子宫中究竟是如何发育成一个完整个体的，一直是科学家竭力探索的问题，干细胞研究有助于解开这个谜团。胚胎干细胞系的成功建立，使得科学家能够将胚胎干细胞在体外培养成形态和结构均与体内早期发育的胚胎类似的一种胚胎小体结构——拟胚体（Embryonic Bodies），并用它来研究胚胎的早期发育进程，让我们更好地了解"最初的自己"。

利用拟胚体研究胚胎的发育机制

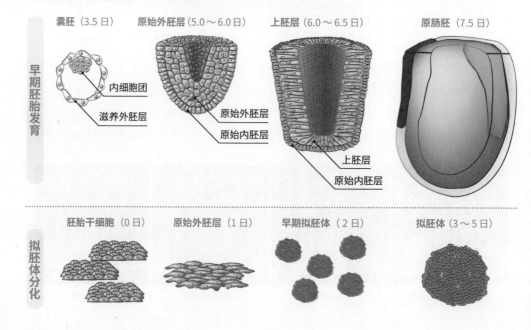

早期胚胎发育

囊胚（3.5 日）　原始外胚层（5.0～6.0 日）　上胚层（6.0～6.5 日）　原肠胚（7.5 日）

内细胞团
滋养外胚层

原始外胚层
原始内胚层

上胚层
原始内胚层

拟胚体分化

胚胎干细胞（0 日）　原始外胚层（1 日）　早期拟胚体（2 日）　拟胚体（3～5 日）

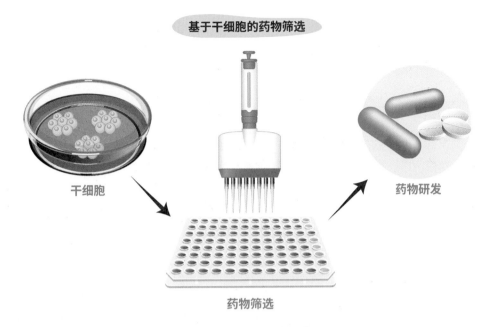

基于干细胞的药物筛选

干细胞

药物研发

药物筛选

2. 促进疾病认知与药物研发，保持"最好的自己"

疾病和衰老是人类存续中的永恒话题。目前，科学家针对许多疾病的研究仍然缺乏有效的动物疾病模型，而且有些疾病模型只能模拟部分疾病的进程（如帕金森综合征），还有一些致病病毒（如艾滋病病毒）只在灵长类动物的细胞中复制、扩增，无法在常见的啮齿类实验动物的细胞中生长，这些问题极大地阻碍了人类对疾病的研究。干细胞的建立和同源重组技术的发展，使人们可以通过不同疾病的发病机制建立相应的疾病模型，帮助人们更好地理解疾病的发生与发展。

由于干细胞理论上可以分化为体内的任何一种细胞，因此干细胞可作为新药开发过程中的检测和筛选系统，既可以避免以动物模型作为检测系统的物种差异问题，相比较使用实验动物而言又比较经济。

此外，干细胞还可作为药物或基因治疗的转运系统，植入机体后迁移到对应的病变部位，实现对疾病的精准治疗，让人类在最大程度上保持一个"最好的自己"。

3. 促进再生医学研究，重建"健康的自己"

干细胞为人体器官移植和组织工程提供了理想的细胞来源，也为再生医学的实现打下了基础。利用干细胞的发育潜能，将有可能"按需生产"出各种不同功能的细胞，甚至构建出可供移植的组织和器官，应用于细胞治疗及人体组织和器官修复。正是干细胞在医学领域展现出的巨大应用前景，促使相关领域的科学家将干细胞与再生医学紧紧地联系在了一起，为干细胞搭建了一个可以大展身手的舞台，也让人类拥有了"重建自己"的可能。

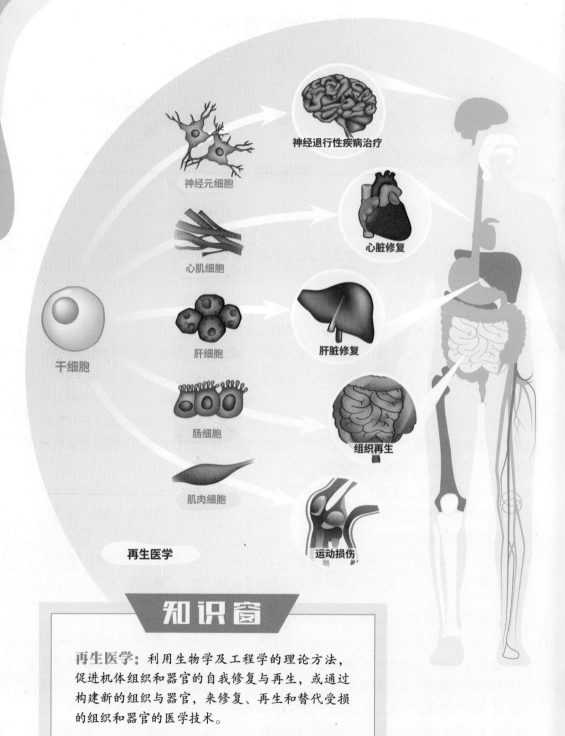

神经元细胞

神经退行性疾病治疗

心肌细胞

心脏修复

干细胞

肝细胞

肝脏修复

肠细胞

组织再生

肌肉细胞

再生医学

运动损伤

知识窗

再生医学： 利用生物学及工程学的理论方法，促进机体组织和器官的自我修复与再生，或通过构建新的组织与器官，来修复、再生和替代受损的组织和器官的医学技术。

二 胚胎干细胞：每一个都是你

胚胎干细胞系的建立

胎儿是如何诞生的？生命又是如何繁衍的？在人类不断认识自身的过程中，这类问题一直困扰着我们。人们关注的不仅是胎儿作为一个新生命是如何产生的，还对胎儿经历了怎样的发育过程充满了好奇。亚里士多德曾说："男人的精液决定了婴儿的一切，母亲在决定婴儿性状过程中似乎并没做什么。"列文虎克通过对精子的观察也认为："男人每一枚精子中都包含了一个完整的小人，当精子进入女人子宫中，则孕育了胎儿。"现如今我们看，哺乳动物的生殖和发育远比此前人们理解的更为精密、复杂。

受精卵在形成后不久便开始快速地复制和分裂，在经历了短暂的几天发育后，胚胎发育到了一个至关重要的时期——囊胚期（Blastocyst），胚胎细胞也迎来了决定命运的关键时期。胚胎中一部分细胞特化为内细胞团，它们逐渐发育成多种细胞、组织和器官，最终发育成胎儿；另一部分细胞特化成滋养外胚层（Trophectoderm，TE），这部分细胞将发育成胎儿成长发育必需的胎盘。科学家希望将这种转瞬即逝的囊胚细胞中所蕴含的发育潜能长期地维持下去。

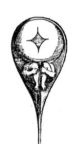

列文虎克认为
男人每一枚精子中都包含了一个完整的小人

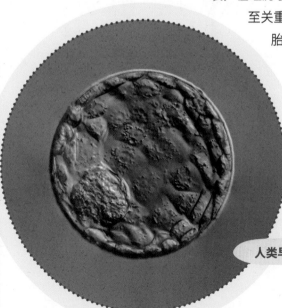

人类早期胚胎——囊胚

1981 年，马丁·埃文斯和马修·卡夫曼几乎同时找到了维持哺乳动物胚胎细胞多能性的方法，他们将小鼠的囊胚放到含有胎牛血清和一些特殊细胞因子的培养液中，培养皿的底部铺有饲养层细胞，再辅以适当浓度的二氧化碳和恒温、恒湿的培养环境。在这种适宜的环境中，胚胎细胞可以继续增殖，其中一部分细胞脱离了囊胚的束缚形成了紧密的细胞团贴附于培养皿表面，人为将细胞团剥离并消化成单个细胞，将其种植到新的培养皿中。分离的细胞就这样一次次地被纯化，最终得到了具有分化能力的干细胞。小鼠胚胎干细胞系就这样被成功建立了，这是生命科学研究史上的一座里程碑。

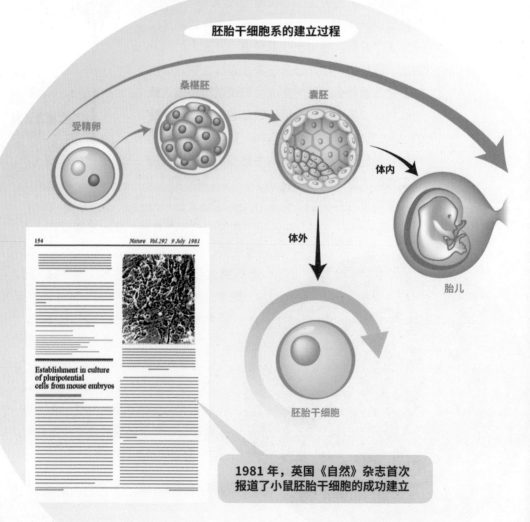

胚胎干细胞系的建立过程

受精卵

桑椹胚

囊胚

体内

体外

胎儿

154　　　　　Nature Vol.292 9 July 1981

Establishment in culture of pluripotential cells from mouse embryos

胚胎干细胞

1981 年，英国《自然》杂志首次报道了小鼠胚胎干细胞的成功建立

胚胎干细胞的发育潜能

　　我们每个人，越是处在成长阶段的早期——尚未定型的时期，未来的发展空间就越广阔。比如处在求学阶段的青少年，未来可能成为医生、科学家、教师或工程师。同青少年一样，胚胎干细胞也是一类尚未决定"命运"的细胞，它们在不同的环境下可以分化为多种类型的细胞，形成特定的组织或器官，被赋予特定的职能。科学家要判断胚胎干细胞是否仍然处于未分化的状态，是否具备分化为全部类型细胞的能力，就需要对其进行一系列复杂的发育能力评估。

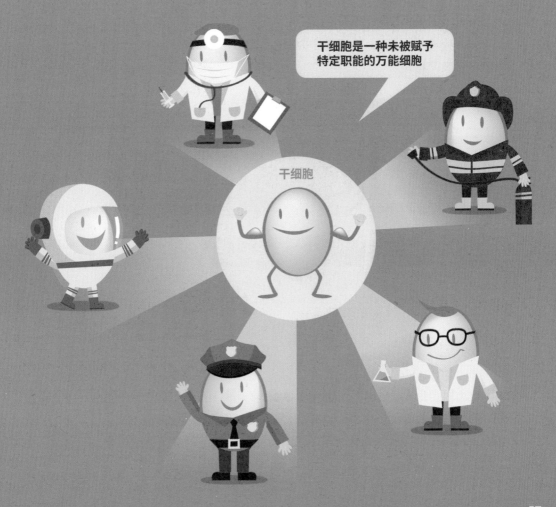

干细胞是一种未被赋予特定职能的万能细胞

干细胞

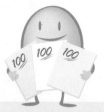

1. "不偏科"的干细胞——分化能力检测

科学家采用体外随机分化实验鉴定干细胞的分化能力。体外分化一般采用拟胚体形成实验，即在干细胞培养过程中撤除维持多能性的细胞因子或撤除滋养层细胞，使得干细胞自发或诱导分化为各种类型的细胞，生长形成拟胚体。而体内分化能力一般采用畸胎瘤形成实验，就是将一定数量的胚胎干细胞注射到免疫缺陷小鼠的皮下，使干细胞随机分化成多种细胞、组织甚至部分器官。干细胞分化获得的拟胚体或畸胎瘤都将被进一步鉴定，评估其是否含有三胚层的特殊结构或者表达三胚层特异性的基因。

体外分化的拟胚体

体内分化的畸胎瘤切片染色

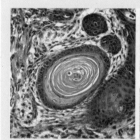

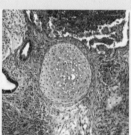

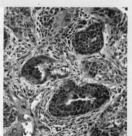

表皮细胞 软骨细胞 上皮细胞

2. "擅长合作"的干细胞——嵌合体形成实验

以小鼠胚胎干细胞为例，利用显微操作技术将 10～15 枚胚胎干细胞注射到一个受体囊胚中，干细胞将与囊胚的内细胞团细胞共同生长、发育，最终形成同时包含供体细胞和受体胚胎细胞两种细胞的嵌合体（Chimeras）动物。

知识窗

嵌合体：由两种或两种以上具有不同遗传物质的细胞组成机体组织器官的个体。早在 1980 年，科学家利用胚胎卵裂球聚合技术首次获得了由两个不同品种小鼠细胞构成的嵌合体小鼠，在随后的 1984 年，来自两个不同物种的绵羊－山羊的嵌合也获得了成功。这些早期的探索为后续基于干细胞的异种嵌合和异种器官再造领域的发展奠定了基础。

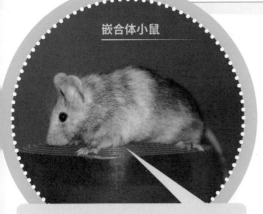

嵌合体小鼠

这是将 C57 品系（黑色毛发）小鼠的干细胞注射到 ICR 品系（白色毛发）的小鼠囊胚中，最终得到的嵌合体小鼠。其中，黑色毛发的部分分化自 C57 小鼠的干细胞。

如果注射到受体胚胎中的干细胞发育潜能足够高，其就有机会在小鼠的生殖器官中发育成生殖细胞，这被称为种系嵌合（Germline Transmission）。干细胞的这种嵌合能力可以将干细胞所携带的遗传信息通过生殖传递给后代，可以用于基因编辑动物的制备。科学家利用干细胞的嵌合能力，成功建立了数以万计不同种类的人类疾病动物模型。在过去的半个世纪中，这些"黑白相间"的小家伙，一代又一代繁殖，为人类的生命科学和医学的进步作出了巨大的贡献。

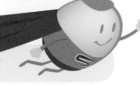

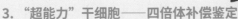

3. "超能力"干细胞——四倍体补偿鉴定

评价干细胞发育潜能的"金标准"被称为四倍体补偿鉴定（Tetraploid Complementation）。将干细胞注射到一种经过特殊处理的胚胎——四倍体胚胎中，以检验其是否能够发育成机体全部的组织器官，并获得可育的后代。这种四倍体胚胎是将小鼠 2-细胞期的卵裂球融合，使之合成 1-细胞胚胎。这种经过处理的胚胎细胞中拥有四对完整的小鼠染色体（即四倍体胚胎），虽然其能够发育为完整的胎盘，但无法发育成健康的胎儿。此时，如果注入的干细胞发育能力足够强，就能够与四倍体胚胎的发育相"补偿"，独立发育成一个健康的小鼠。

　　能达到四倍体补偿标准的干细胞，相当于马拉松比赛中的冠军，既证明了其自身具有发育的全能性，也说明了其具有完整的染色体倍性和正确的基因表达模式。目前，只有来源于小鼠的胚胎干细胞、诱导多能干细胞及大鼠胚胎干细胞能稳定或短暂地获得四倍体补偿能力。科学家正在尝试获得具有更高发育潜能的人类及其他物种来源的干细胞类型，这将为干细胞的基础研究及转化应用提供更加理想的"种子细胞"。

四倍体补偿原理示意图

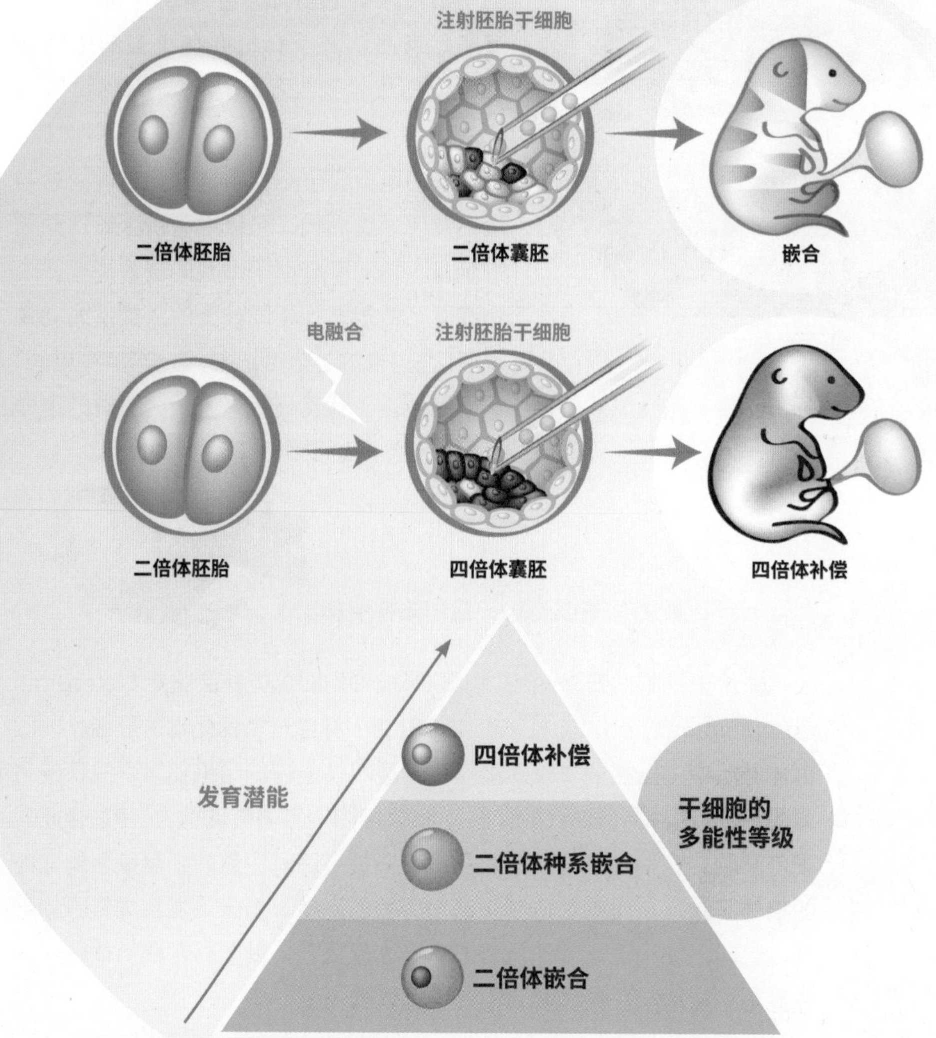

注射胚胎干细胞

二倍体胚胎 → 二倍体囊胚 → 嵌合

电融合　　注射胚胎干细胞

二倍体胚胎 → 四倍体囊胚 → 四倍体补偿

发育潜能

四倍体补偿

二倍体种系嵌合

二倍体嵌合

干细胞的多能性等级

基于胚胎干细胞的同源重组

科学家往往需要用一些动物作为模型来模拟人类的疾病发生与进程。啮齿类动物小鼠和大鼠具有饲养成本低、繁殖周期快、寿命短及基因组序列与人类相关性高等优势，因此成为生命科学和医学研究领域应用最为广泛的模式动物。一些早期的动物模型是通过杂交或基因诱变选育的，例如，有自发遗传性高血压症状的大鼠是通过有显著高血压症状的雄鼠和有轻微高血压症状的雌鼠交配繁育得到的。

然而，通过杂交选育的动物模型可以模拟的疾病种类有限，制备效率也很低，往往需要数年甚至更长的时间。因此，通过人工修改模式动物的基因组序列制备大量基因突变的动物模型并应用于生命科学研究，成为科学家关注的问题之一，基于胚胎干细胞的同源重组技术应运而生。

同源重组（Homologous Recombination）过程发生在哺乳动物原始生殖细胞分化为生殖细胞的过程中，来自父方和母方的相似 DNA 重新排列，染色体重新组合，遗传信息发生改变。

配子发生过程中的染色体同源重组

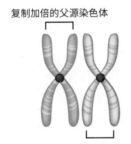
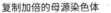
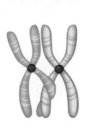
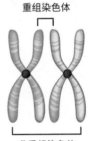

复制加倍的父源染色体　　　　　　　　　　　　　　重组染色体

复制加倍的母源染色体　　同源染色体交换遗传信息　　非重组染色体

科学家利用同源重组技术人工合成 DNA 片段，在小鼠胚胎干细胞内针对特定基因位点进行同源重组。携带特定突变基因的小鼠胚胎干细胞被注射到受体的囊胚中，移植到代孕母鼠子宫中后，携带着突变基因的嵌合体小鼠顺利出生，经过多代的遗传育种和选择，将胚胎干细胞携带的突变遗传给子代。

知识窗

诺贝尔奖的荣耀： 2007 年，诺贝尔生理学或医学奖被授予美国科学家奥利弗·史密斯、马里奥·卡佩奇和英国科学家马丁·埃文斯，以表彰他们在干细胞研究及应用领域作出的杰出贡献。其中，马丁·埃文斯的贡献在于其首次建立了啮齿类动物小鼠的胚胎干细胞，马里奥·卡佩奇、奥利弗·史密斯则致力于开发干细胞的同源重组技术并取得了重要突破，他们的工作在开发和利用基因编辑动物模型的历史上留下了浓墨重彩的一笔。

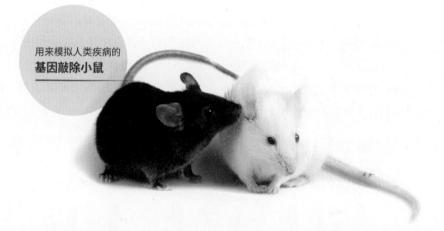

用来模拟人类疾病的
基因敲除小鼠

　　1989 年，胚胎干细胞技术与同源重组技术被结合到了一起，世界上第一只基因敲除小鼠顺利诞生了。基因敲除小鼠的出现改变了人类对基因功能和发病机制研究的方法，具有划时代的意义。

　　近年来，科学家从细菌和古细菌在长期演化进程中形成的免疫防御系统获得灵感，研发了新一代基因编辑工具 CRISPR/Cas9，能够高效地实现对哺乳动物细胞中靶向 DNA 的修饰。新一代基因编辑工具的成功开发不仅极大地提高了干细胞基因编辑和动物模型制备的效率，在基因治疗领域也同样展现出了广阔的应用前景。科学技术的发展和迭代从未止步，基因编辑技术已经从同源重组手中接过了历史的火炬，开创了一套全新高效的基因编辑技术和动物模型构建方法。

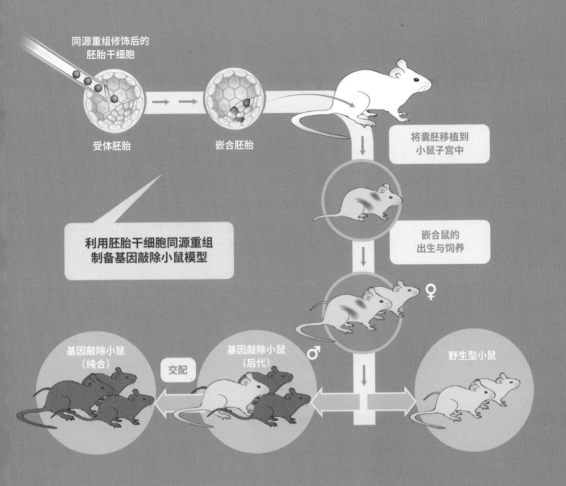

同源重组修饰后的
胚胎干细胞

受体胚胎

嵌合胚胎

将囊胚移植到
小鼠子宫中

嵌合鼠的
出生与饲养

利用胚胎干细胞同源重组
制备基因敲除小鼠模型

基因敲除小鼠
（纯合）

交配

基因敲除小鼠
（后代）♂

野生型小鼠

扫一扫

眼睛是心灵的窗户。通过眼睛，我们可以感受到这个世界的美好，青翠的草地、湛蓝的天空、曼妙的舞姿、激昂的文字……然而，对于一些人来说，从出生的那一刻起，他们的视力就注定处于失明的边缘，而这一切的罪魁祸首就是由先天基因缺陷导致的遗传性眼科疾病。请扫描二维码观看科普视频《基因治疗托起遗传性眼病患者的希望》，了解遗传性眼病的发病机理，以及未来干细胞技术和基因编辑技术为遗传性眼病患者带来的希望。

《基因治疗托起遗传
性眼病患者的希望》

人胚干细胞系的建立和应用

　　啮齿类动物胚胎干细胞系的成功建立标志着人类在开发和利用干细胞的进程中向前迈出了一大步。自此，如何建立人类自身的胚胎干细胞系并应用于再生治疗，成为全世界科学家的目标。1995年，詹姆斯·汤姆森率先建立了灵长类动物猴子的胚胎干细胞系，随后，世界第一株人胚干细胞系成功建立，标志着干细胞与再生医学的发展翻开了崭新的一页。

　　值得一提的是，在一些文献中也存在"人胚胎干细胞"这一用法。一般认为，人胚胎发育的9周内被定义为胚胎，此后胎儿头部、手、脚、心脏等器官开始逐步发育。"人胚胎干细胞"容易使公众误认为干细胞是从胎儿中获取的，导致因误解而产生的伦理质疑。而实际上，这些干细胞是从囊胚中建立的，因此称为"人胚干细胞"更为严谨，本书中将统一使用这一用法，只在引用文献时保留文献原始用法。

知识窗

　　人胚胎的体外培养时间自受精卵开始不超过14天，或在此之前以原条（一个特殊的胚胎发育阶段）形成为界限，这已经成为一条约定俗成的伦理红线。科学家普遍认为，14天之前或原条形成之前的胚胎神经系统还没有发育，胚胎可以在伦理的约束下用于科学研究。

人类胚胎的发育过程

早期胚胎发育		胚胎阶段					
第1周	第2周	第3周	第4周	第5周	第6周	第7周	第8周

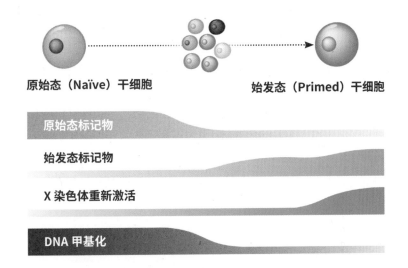

两种不同状态的人胚干细胞的差异

原始态（Naïve）干细胞　　　　　　　始发态（Primed）干细胞

原始态标记物

始发态标记物

X 染色体重新激活

DNA 甲基化

　　虽然啮齿类和灵长类动物的胚胎干细胞系都是从着床前的囊胚获得的，但因其采用了不同的培养体系，所以其形态不同、扩增能力不同、发育潜能也不尽相同。

　　研究发现，人胚干细胞的特征与小鼠原始外胚层干细胞（Epiblast Stem Cell，EpiSC）——一种从小鼠 6.5 日胚胎建立的干细胞相似，其发育潜能低于小鼠胚胎干细胞。科学家试图通过优化干细胞的培养体系，提高人胚干细胞的发育潜能。2009 年，英国科学家首次提出了干细胞的两种多能性状态——原始态（Naïve）和始发态（Primed）的概念，并认为小鼠胚胎干细胞处于一种原始态，具有发育全能性，而此前建立的人胚干细胞被定义为始发态，其发育潜能受限。在此后的若干年中，有多个研究组利用不同的小分子药物组合进行研究，成功获得了始发态人胚干细胞，但一直未能证明其在发育水平上具有显著优势。

　　干细胞的嵌合能力仍然是评价其发育潜能公认的标准，非人灵长类动物的干细胞是研究灵长类干细胞发育潜能的更好选择。2015 年，我国科学家获得了世界首只利用干细胞制备的嵌合体猴子。

胎儿时期

| 第 9 周 | 第 16 周 | 第 20～36 周 | 第 38 周 |

人们对哺乳动物干细胞的研究至今已经持续了几十年，其间仅在小鼠、大鼠、猴子和人等物种中获得了不同状态的胚胎干细胞系。未来，科学家将通过分析物种间胚胎发育信号通路的异同，寻找不同物种干细胞所依赖的多能性维持通路差异，推动在不同物种中建立发育潜能更高的多能性干细胞系。

利用干细胞制备嵌合体猴子的过程

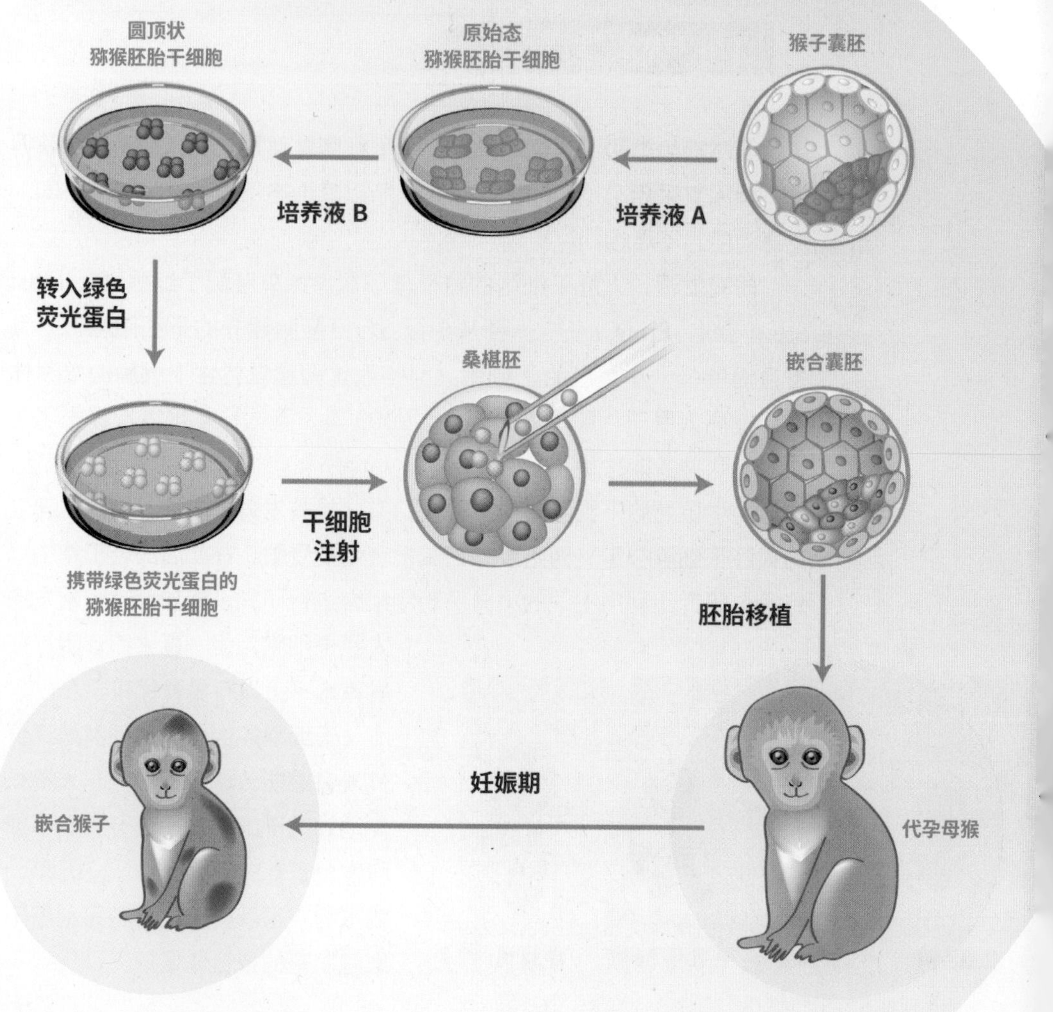

圆顶状猕猴胚胎干细胞　原始态猕猴胚胎干细胞　猴子囊胚

培养液 B　　　培养液 A

转入绿色荧光蛋白

携带绿色荧光蛋白的猕猴胚胎干细胞

干细胞注射

桑椹胚　　嵌合囊胚

胚胎移植

嵌合猴子　　妊娠期　　代孕母猴

知识窗

人胚干细胞：1999 年，美国《科学》（*Science*）杂志将人类胚胎干细胞研究成果评选为当年世界十大科技进展之首。2000 年，美国《时代周刊》将其评选为 20 世纪末世界十大科技成就之首。人胚干细胞培养体系的建立及胚胎干细胞的研究，不仅可以帮助我们理解人类发育过程中的复杂事件，还能为某些难以治疗的疾病提供可行的治疗方法。

随着人胚干细胞系的成功建立，科学家正在逐步尝试利用人胚干细胞的再生能力实现人类机体的再生，以期实现再生医学的美好愿景。

尽管人胚干细胞已展现出巨大的应用价值，但由于干细胞系的建立是以利用人类早期胚胎为前提，所以引发了社会关于伦理道德的争议。一些人认为一个胚胎就是一个生命，无论是出于何种目的，人类都不应该剥夺一个已经存在的个体的生命。另一些人则认为，发育早期的胚胎尚未形成神经系统，不应被看作一个生命。而人胚干细胞相关技术可以应用于饱受疾病折磨的患者。笔者认为干细胞与再生医学面对的是一场科学的挑战，也是一场伦理的革命。因此，我们要正视干细胞应用所带来的伦理问题，坚守科学伦理底线，共同维护以干细胞与再生医学为代表的生命科学研究领域的健康发展。

历史上，人们往往禁锢于传统的理论和方法，对于新技术、新发明的接受需要一个漫长的过程。正如百余年前，输血常被人们视作与力量、魔法、灵魂纠缠在一起的过程，即使患者生命垂危也拒绝通过输血来治疗。如今，输血这种医学治疗方法早已被公众所接受，成为临床救治过程中不可或缺的处置措施之一。正因如此，开展干细胞相关科学普及工作将有助于解除人们的思想禁锢，为干细胞临床应用营造更为理性的舆论环境。

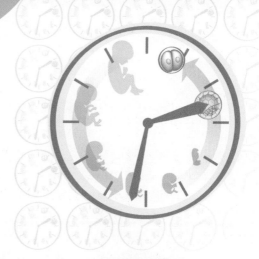

治疗性克隆

存在于人类生命早期的那群具有发育潜能的细胞已经分化成机体中各种不同类群的细胞，这就意味着我们已经无法获取自身的胚胎干细胞，并将其应用于再生治疗。不

逆转生命的时钟

过，克隆技术的发展和应用，能让我们获得与自身基因型一致的干细胞，以此突破生命发育规律的枷锁，为我们提供了逆转生命时钟的可能。

20 世纪末，科学家相继实现了不同哺乳动物物种的克隆，随后，科学家提出了"治疗性克隆"的概念，即利用哺乳动物卵细胞中蕴含的强大重编程能力，将终末分化的体细胞"逆转"回到生命早期的受精卵，进而建立具有分化能力的干细胞。这就意味着患者有可能获得与自身基因型一致的胚胎干细胞，被称为人克隆胚干细胞。自此，人们对于治疗性克隆的美好愿景初显。

然而，科学的发展和进步并非一蹴而就，一些波折和坎坷伴随其中。2004 年，韩国科学家黄禹锡（Hwang Woo-suk）在《科学》杂志上发表研究论文，声称人类的治疗性克隆取得了成功，一度令他成为韩国的民族英雄，被视为韩国摘下诺贝尔奖的希望。然而不久，黄禹锡被揭发伪造多项研究成果，研究论文中声称建立的人克隆胚干细胞的研究成果均属子虚乌有，该事件对于国际科学界造成了很大的负面影响。在此后相当长的一段时间里，各国科学家对于人克隆胚干细胞研究的尝试也均未获得成功。

2013 年，美国科学家在《细胞》杂志上首次报道了利用体细胞核移植技术获得了人克隆胚干细胞的进展。他们利用捐献的和临床废弃的人卵细胞，利用细胞核移植技术去除卵的细胞核，并将供体细胞注射到去核卵中。这种含有完整皮肤成纤维细胞基因的重构克隆胚胎在体外可以发育到囊胚，并建立与供体基因型完全一致的、具有发育多能性的人克隆胚干细胞。该研究的成功为开展细胞治疗、组织器官再生提供了一种更安全、更可靠的细胞来源，为退行性疾病提供了个性化治疗手段。临床使用这种人克隆胚干细胞重建的组织器官理论上不会造成免疫排斥反应，因此在再生医学领域展现出了广阔的应用前景。

人克隆胚干细胞成功建立后，舆论和伦理的挑战接踵而至。一些人以为建立人克隆胚干细胞需要卵细胞，且在建立的过程中需要破坏所克隆的胚胎。而更多的人担忧，该技术可能被应用于以生殖为目的的人类克隆。

围绕这些问题，各国政府和科学家的态度不尽相同。首先，人克隆胚干细胞的制备用的是未受精的卵细胞，并非存在争议的受精胚胎。其次，该技术只能获得早期发育的克隆胚胎，目前没有证据表明克隆胚胎可能会用于生殖性克隆。目前，国际社会对生殖性克隆研究皆持否定态度，各国政府相继制定了相应的法律法规，明确禁止生殖性克隆。

2003年，我国科学技术部和卫生部联合制定了《人胚胎干细胞研究伦理指导原则》，要求我国境内开展的人胚干细胞研究活动遵守我国的有关规定，尊重国际公认的生命伦理准则，明确禁止进行生殖性克隆人的任何研究。

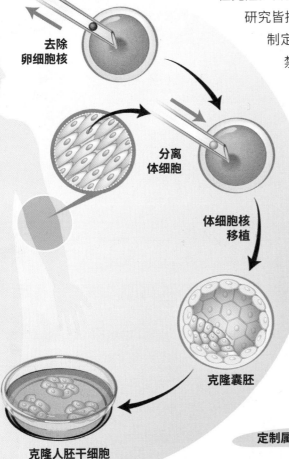

去除
卵细胞核

分离
体细胞

体细胞核
移植

克隆囊胚

克隆人胚干细胞

定制属于自己的人胚干细胞

通用型干细胞

在我们利用干细胞的"百变能力"
开展细胞治疗前,科学家要面对的是"免
疫排斥反应"这一道很难逾越的鸿沟。
我们每个人的体内都有一套精密且复杂的
免疫系统,该系统由多种免疫细胞共同组
成,免疫细胞的特殊之处即能够区分"自我"
和"非我"成分,并能高效地识别和清除"非我"
物质,可以对抗外来入侵的物质,维持机体内环境
稳定。如果患者接受来自异体的细胞,这些细胞会立
刻被免疫系统识别为"非我"成分,遭到免疫系统的攻击,
这种现象被称为免疫排斥反应。人体免疫系统的这种"排除异
己"的能力是限制异体移植(细胞、组织或者器官移植)的一
大难题。

存在于血液中的
免疫细胞

免疫排斥反应并非无法应对,在器官移植手术后可以通过
服用某些药物抑制机体免疫系统活性并降低免疫排斥反应,延
长移植的器官在受者体内的存活时间。但长期服用这些免疫抑
制剂会降低机体的免疫力,患者更容易感染疾病甚至患上癌症。
同时,长期服用免疫排斥药物也为其家庭带来沉重的负担。如
果我们能够人为地创造出某些可以"欺骗"免疫系统的人胚干
细胞,就可以避免干细胞移植后产生的免疫排斥反应。这种通
用型人胚干细胞的策略要比患者个体化定制的干细胞更经济且
更易于操作,更利于干细胞技术惠及更多患者。

法国科学家让·多塞(Jean Dausset)是人类器官移植领
域的先驱。他发现人体细胞表面广泛存在着一种白细胞抗原,
就像细胞表面贴着不同颜色的标签,帮助免疫系统识别"自我"
与"非我"物质,这种抗原是决定异体移植排斥发生与否的关
键分子。让·多塞对于人类白细胞抗原(HLA)的研究揭开了
人体免疫排斥的神秘面纱,为开发基于 HLA 配型的器官移植

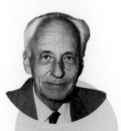

法国科学家
让·多塞

打下了重要基础。随着研究的深入，科学家逐渐发现 HLA 基因与多种自身免疫性疾病相关，包括类风湿性关节炎、多发性硬化和 1 型糖尿病等，甚至可以作为某些疾病的遗传标志物。同时，由于 HLA 具有单倍型遗传特征，即同一条染色体上不同位点的多个等位基因能紧密连锁在一起从亲代传给子代，相比于 ABO 血型分型系统更精确可靠，HLA 基因检测目前已经成为一种现代医学和刑侦领域的重要技术手段。1980 年，让·多塞因此被授予诺贝尔生理学或医学奖，以表彰其在人类免疫学领域作出的突出贡献。

HLA 介导免疫细胞识别"自我"与"非我"

HLA 不匹配

HLA 匹配

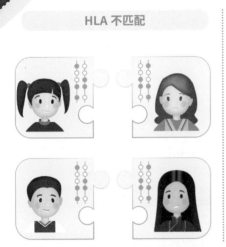

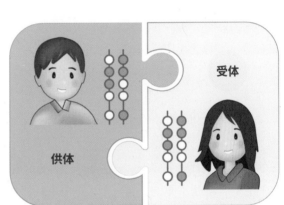

既然 HLA 是介导免疫细胞识别和排斥"非我"物质的关键，那么，能否利用基因修饰的方法人为地修改 HLA 抗原决定基因，避免干细胞移植后产生的免疫排斥反应呢？2019 年，美国科学家首次利用 CRISPR/Cas9 基因编辑技术敲除了干细胞的主要组织相容性复合体（Major Histocompatibility Complex，MHC）Ⅰ类和Ⅱ类分子对应的基因，并使这些干细胞高表达 CD47 表面分子，人为构建了一种能够减少机体发生免疫排斥反应的通用型干细胞。利用这些基因编辑后的小鼠或人的诱导多能干细胞分化来的内皮细胞、平滑肌细胞和心肌细胞进行细胞移植，都成功地躲避了体内免疫系统的攻击，实现了在避免使用免疫抑制剂的情况下移植细胞在受体内的长期存活。

那么，这种通用型人胚干细胞是如何减少机体的免疫排斥反应的呢？这里我们用

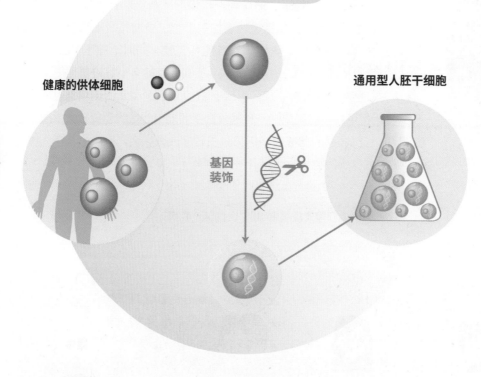

建立通用型人胚干细胞

健康的供体细胞

通用型人胚干细胞

基因
装饰

一个简单的模型进行说明。HLA Ⅰ类抗原主要包括 HLA-A、HLA-B、HLA-C 三种，每种都是成对出现的。如果说每个人手中都有三对卡片，三种颜色分别代表 HLA-A、HLA-B、HLA-C，则成对的 HLA 可能是相同的颜色也可能是不同的。当一个人的细胞被移植到另一个人体内时，如果两个人手中三对 HLA 的颜色完全一样就不会发生免疫排斥，但这种情况只能在同卵双生的双胞胎中出现。这就意味着颜色相同的卡片越多，免疫排斥的严重程度就会越低。

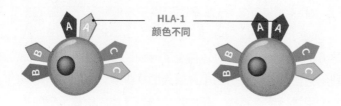

HLA-1
颜色不同

干细胞携带的不同 HLA

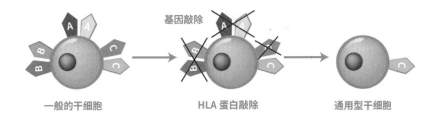

利用基因编辑技术敲除 HLA 基因建立通用型干细胞

一般的干细胞　　　　　　HLA 蛋白敲除　　　　　　通用型干细胞

基因敲除

显然，一张卡片相同的概率要远远高于三对卡片都相同的概率。所以，我们可以利用基因编辑技术将其中的五张卡片都删除，只保留一张卡片。我们保留的这张卡片在人群中出现的频率很高，这样就容易进行合适的匹配了。

无论如何，干细胞的临床应用都要突破免疫排斥的瓶颈。一方面，我们可以利用公共干细胞库开展基于免疫配型的细胞治疗。科学家根据中国人群 HLA 遗传分布特征测算，只需要制备出几千株临床级人胚干细胞资源库，那么通过 HLA 单倍型匹配就能够覆盖中国人口的 90% 以上。要想实现这一目标，就意味着更多资源和资金的投入。因此，建立少数几种类型的通用型临床级人胚干细胞系，由于干细胞本身具备的几乎无限的扩增能力，在未来的干细胞转化路径中将会有更好的应用前景。

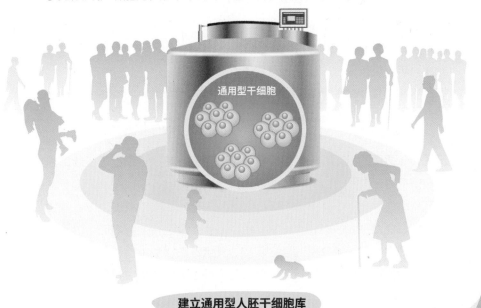

通用型干细胞

建立通用型人胚干细胞库

三 成体干细胞：藏在身体中的超人

成体干细胞

胚胎的多能性转瞬即逝，已经出生的我们错失了捕捉多能性的宝贵的机会，这就意味着我们只能从自身挖掘细胞的再生潜能，为己所用。幸运的是，在我们每个人的身体中，都隐藏着一个有可能被唤醒的"超人"——成体干细胞。科学家已经在人体内发现了多种具有再生能力的成体干细胞，它们与胚胎干细胞相似，具有一定的增殖能力和自我更新能力，并且在特定条件下能够分化为一种或多种类型的细胞。

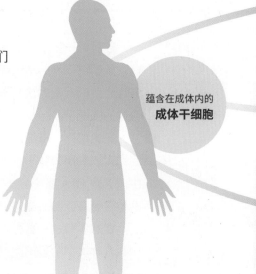

蕴含在成体内的
成体干细胞

不同的成体干细胞的发育潜能也不尽相同，如：骨骼肌干细胞、精原干细胞等只能分化为单一类型细胞，被称为专能干细胞；神经干细胞和造血干细胞等能够分化为多种不同类型细胞，被称为多能干细胞。

自20世纪60年代起，人们开始注意到造血干细胞对于血液细胞的再生具有重要的意义。经过半个多世纪的研究，造血干细胞已经成为目前被研究得最为清楚、应用范围最为广泛的成体干细胞，在治疗众多造血系统恶性肿瘤、免疫疾病和遗传性疾病等疑难杂症中取得了令人瞩目的成就，挽救了众多患者的生命。虽然成体干细胞在发育潜能上远不及胚胎干细胞，但其所具备的容易获取、安全性高、免疫排斥源性低、取材方便和伦理争议更低等特点，使其在干细胞治疗领域中也具有较高的应用价值。

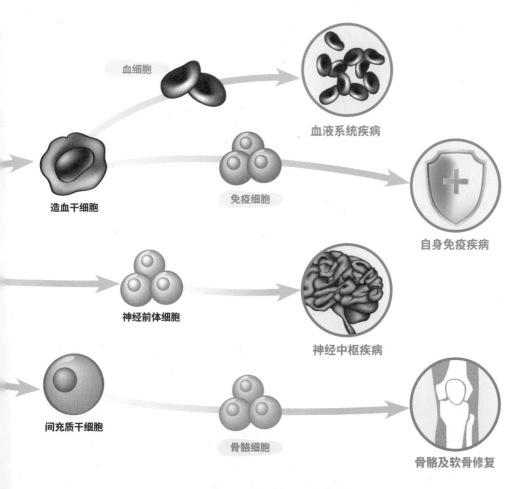

血细胞

血液系统疾病

造血干细胞

免疫细胞

自身免疫疾病

神经前体细胞

神经中枢疾病

间充质干细胞

骨骼细胞

骨骼及软骨修复

知识窗

心肌干细胞事件：人体一些器官的再生能力极弱，如心脏，通常心肌细胞一旦受损便很难恢复。近年来，美国科学家皮耶罗·安韦萨（Piero Anversa）声称在成体心脏中存在着一类干细胞，其经过分离和扩增，可以有效地修复心肌梗死后的心脏。安韦萨甚至依托于针对小鼠的成功研究，迅速开展了临床应对急性心肌梗死的试验。然而，安韦萨在心肌干细胞领域所发表的成果一直备受争议，因为其研究结果无法被重复。2018 年，安韦萨所在的哈佛大学医学院要求撤下其发表的 31篇学术论文。此次哈佛大学撤稿事件为国际心肌干细胞领域的研究蒙上了阴影，也为国内的科研诚信和科研道德建设敲响了警钟。

造血干细胞

第二次世界大战末期，美国为了敦促日本无条件投降，在日本的广岛和长崎两座城市投放了原子弹。据报道，原子弹的爆炸直接导致了近百万人的死亡和失踪，同时，更多的普通民众在受到过量辐射后，因患癌症、白血病、复合骨髓瘤及其他罕见血液疾病饱受折磨，并相继去世。美国、苏联和欧洲很多国家也意识到了核武器所带来的致命威胁，陆续开展了辐射生物学和辐射损伤治疗的研究。

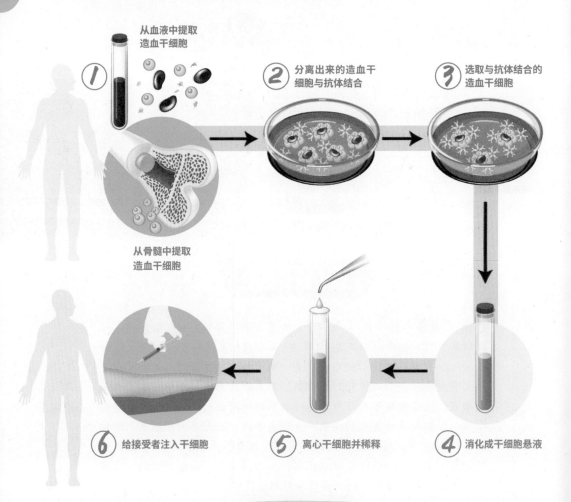

从血液中提取造血干细胞

① 从骨髓中提取造血干细胞

② 分离出来的造血干细胞与抗体结合

③ 选取与抗体结合的造血干细胞

④ 消化成干细胞悬液

⑤ 离心干细胞并稀释

⑥ 给接受者注入干细胞

造血干细胞移植流程

1950—1952 年，波兰科学家利昂·雅各布森（Leon Jacobson）和美国科学家埃贡·洛伦兹（Egon Lorenz）发现在小鼠、豚鼠的脾脏、骨髓中存在一类细胞，这种细胞能够不断地进行自我更新以维持数目的稳定，可以分化成各种造血系统中的前体细胞，并能够继续分化成造血与免疫系统中成熟的各类血液细胞。1956 年，唐纳尔·托马斯医生在美国西雅图实施了世界上首例通过骨髓移植治疗白血病的手术，随后，基于免疫配型的异种骨髓移植手术也相继获得了成功。

1981 年，我国科学家陆道培和同事们一起克服了硬件设备不足、抗排斥反应强和抗菌药物匮乏等困难，在北京大学人民医院用自制的无菌层流室成功完成了异体骨髓移植工作，这是我国骨髓移植手术的首个成功案例。骨髓移植手术的成功应用挽救了无数罹患白血病等恶性血液疾病患者的生命。

随着技术的不断进步，骨髓移植已逐渐被造血干细胞移植（Hematopoietic Stem Cell Transplantation, HSCT）所取代。1994年，美国科学家威廉·本辛格（William Bensinger）公开报道了第一例外周血造血干细胞移植手术获得了成功。1996 年，日本科学家以小鼠为实验对象，通过单细胞移植的方法，验证了利用一

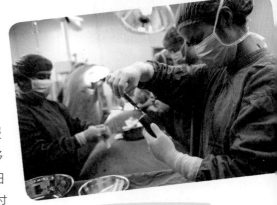

造血干细胞移植手术

个造血干细胞就可以重建机体的整个造血系统的科学猜测。1998 年，我国首例外周血造血干细胞移植取得了成功。今天，在全球范围内已经成功实施了超过 100 万次的包括骨髓移植、外周血和脐带血等造血干细胞移植手术，每年都能挽救数以万计与白血病等恶性血液疾病相抗争的患者的生命。

此外，造血干细胞还具有诸多优势，其用途也更为广泛，除了作为基因治疗中的细胞载体治疗多种系统疾病，还可以经过基因编辑后移植到患者体内，使目的基因表达产物通过血液循环到达靶器官。同样，造血干细胞也可以分化成各种成熟的血液细胞，随血液循环分布于全身，用于多种系统性疾病的治疗。

除了从人的骨髓中分离获得造血干细胞，科学家还试图在人体中寻找新的造血干细胞来源，他们把目光投向了一种人类出生后即被废弃的组织——脐带。1988 年，美国科学家哈尔·E. 博克斯梅尔（Hal. E.Broxmeyer）证明了脐带血中含有造血干细胞。同年，法国医生伊莱恩·格拉克曼（Elaine Gluckman）为一名患有范可尼贫血症的 5 岁儿童实施了脐带血移植手术并获得了成功，这是世界第一例脐带血移植手术。2000 年，北京大学血液病研究所利用双份脐带血移植治疗急性淋巴细胞白血病取得成功，这是世界首个双份脐带血移植的案例。

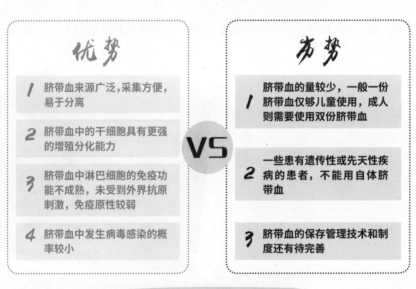

优势

1 脐带血来源广泛，采集方便，易于分离

2 脐带血中的干细胞具有更强的增殖分化能力

3 脐带血中淋巴细胞的免疫功能不成熟，未受到外界抗原刺激，免疫原性较弱

4 脐带血中发生病毒感染的概率较小

VS

劣势

1 脐带血的量较少，一般一份脐带血仅够儿童使用，成人则需要使用双份脐带血

2 一些患有遗传性或先天性疾病的患者，不能用自体脐带血

3 脐带血的保存管理技术和制度还有待完善

用脐带血分离干细胞的优势与劣势

鉴于脐带血干细胞的应用潜能，世界各国都开始了脐带血库的建设，通过保存新生儿的脐带血，为需要造血干细胞移植的患者储备生物资源、提供干细胞的配型查询。国际上称脐带血库为"脐血银行"或"生命银行"。值得注意的是脐带血库一般分为公共库和自体库，公共库接受脐带血的捐赠和免费保存，而自体脐血保存需要支付费用，主要供自己或亲属使用。

既然脐带血具有如此神奇的功效，是不是父母都需要为自己的宝宝保留脐带血呢？据了解，我国脐带血提取并保存 18 年的费用为 2 万元左右，而普通人用到自己脐带血的概率极低。美国血液与骨髓移植学会发布的《脐带血使用指南》指出，在孩子出生后的 20 年内，需要用到自己脐带血的概率为 0.0005% ～ 0.04%。因此，关于要不要保留脐带血的问题，一个理想的回答是所有满足捐献条件的人尽可能将其捐献给公共脐带血库。这对个人而言没有任何伤害和损失，还有可能救助其他人，正所谓"赠人玫瑰，手有余香"。

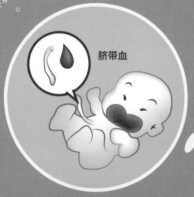

脐带血

脐带血是"存"还是"捐"？

冻存的脐带血

扫一扫

谈到输血这个话题，不得不提及与每个人都息息相关的血型。每个人的血液细胞表面都有特定的抗原。人们最为熟悉的是 ABO 系统构成的四种血型。此外，还有 Rh 血型系统，体内流淌着 Rh 阴性血的人极少，Rh 阴性血被形象地称为"熊猫血"。请扫描二维码观看科普视频《揭开输血的奥秘》，你将了解到人类血型与输血的历史。

《揭开输血的奥秘》

间充质干细胞

间充质干细胞（Mesenchymal Stem Cell，MSC）是由胚胎发育早期的中胚层发育成的一类干细胞，具有较强的增殖能力和多向分化潜能，在适宜的条件下不仅可分化成中胚层来源的成骨细胞、成软骨细胞和脂肪细胞，还可以分化成内胚层和外胚层来源的肝细胞、神经元细胞和胰岛细胞等。间充质干细胞在体内分布十分广泛，不仅可以从骨髓中获得，还可以从多种组织中分离得到，如从脐带、脐带血、胎盘、脂肪、牙髓及骨髓等组织和器官中都能分离获得。

电子显微镜拍摄的
间充质干细胞

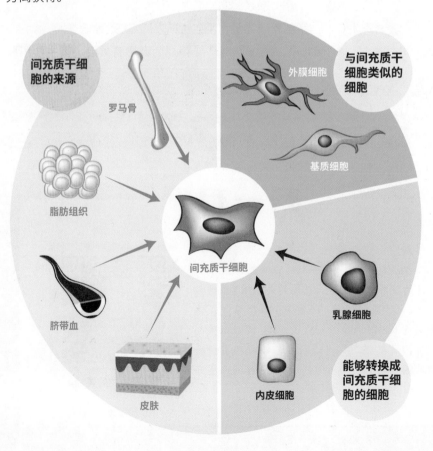

间充质干细
胞的来源

罗马骨

脂肪组织

脐带血

皮肤

间充质干细胞

外膜细胞

与间充质干
细胞类似的
细胞

基质细胞

乳腺细胞

内皮细胞

能够转换成
间充质干细
胞的细胞

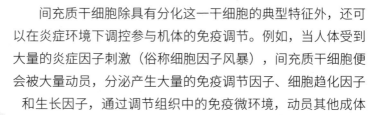

干细胞在肺部释放
**免疫调节因子、
相关蛋白酶**

间充质干细胞除具有分化这一干细胞的典型特征外，还可以在炎症环境下调控参与机体的免疫调节。例如，当人体受到大量的炎症因子刺激（俗称细胞因子风暴），间充质干细胞便会被大量动员，分泌产生大量的免疫调节因子、细胞趋化因子和生长因子，通过调节组织中的免疫微环境，动员其他成体干细胞，以降低炎症反应，实现原位的组织修复。正因其具有免疫调节功能，所以间充质干细胞在治疗克罗恩病和移植物抗宿主病等人体免疫系统疾病中具有潜在的应用前景。

2020 年年初，在席卷全球的新型冠状病毒（SARS-CoV-2）感染的肺炎疫情中，国内多家科研机构深入湖北省武汉市利用干细胞技术开展新冠肺炎患者的救治。如：中国科学院干细胞与再生医学创新研究院利用自主研发的 CAStem 干细胞注射液，在北京、武汉等地开展新冠肺炎患者救治，其主要原理即利用干细胞释放多种免疫调节因子、相关蛋白酶，通过调节机体免疫反应、降低病灶部炎症反应、减少肺部细胞损伤，促进肺部渗出物的降解吸收，解除肺泡与血管间气体交换障碍，改善患者肺功能。干细胞技术发展与应用为新冠患者的救治提供了新的治疗手段。

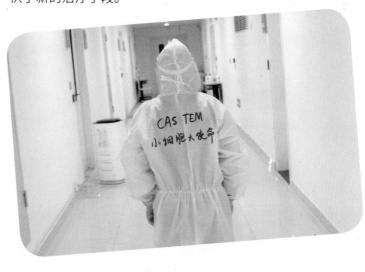

2020 年 3 月，国家干细胞资源库主任郝捷在武汉市金银潭医院开展新冠肺炎患者救治。

　　在疫情发展迅猛的海外，美国食品药品监督管理局（Food and Drug Adimistration，FDA）批准了一项 I / II 期临床试验，评估自体脂肪间充质干细胞治疗新型冠状病毒肺炎的疗效和安全性。在不久的未来，经过严格的临床试验和系统评估，干细胞将成为白衣天使手中抗击新冠肺炎等传染性疾病的有力武器。

　　此外，间充质干细胞还能促进血液细胞的增殖分化，是造血微环境的重要组成部分，在干细胞移植过程中能促进恢复造血微环境，提高造血重建功能。间充质干细胞具有归巢能力，当机体组织受到某种刺激时，一些"休眠"的间充质干细胞就会被"唤醒"，"定向导航"到损伤部位进行分化，替换损伤的细胞，恢复机体功能。如利用间充质干细胞作为携带抗癌药物的载体，使药物定向迁移到病变部位。间充质干细胞不仅能够用于治疗许多因机体损伤造成的疾病，还被用于癌症治疗。

间充质干细胞的分化潜能

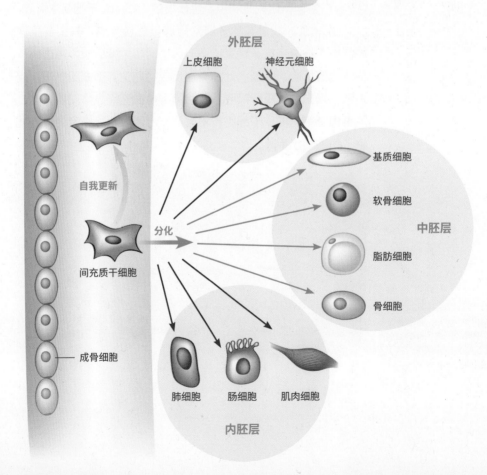

间充质干细胞的鉴定有其特定的标准：第一，在标准组织培养条件下能贴壁生长。第二，细胞可以表达一些特定的表面抗原。第三，具有分化潜能，在体外特定的培养条件下可以分化为成骨细胞、成软骨细胞和脂肪细胞。

在国际上，间充质干细胞已被用于多种疾病的治疗，如心肌梗死、糖尿病、阿尔茨海默病等，取得了一定的进展。目前，欧盟已经批准了 2 款产品，分别用于治疗角膜缘干细胞缺陷症和克罗恩病；日本批准了用于治疗移植物抗宿主病的产品，条件性批准了 3 款产品，分别用于治疗脊髓损伤、心力衰竭和下肢缺血。

2018 年，国内首个"人牙髓间充质干细胞注射液"药品注册申请获得国家药品监督管理局药品审评中心（CDE）受理，该药品被用于治疗慢性牙周炎。研究表明牙髓干细胞（Dental Pulp Stem Cells，DPSCs）具有一定的自我增殖和多向分化潜能，能够分泌多种生长因子，促进牙周组织的再生与修复。截至 2020 年年底，国家食品药品监督管理局审评中心受理的干细胞药物申请已有 16 项，包括人脐带、自体骨髓、脂肪和牙髓来源的间充质干细胞，其适应证涵盖了肝纤维化、肺纤维化和心肌梗死等疾病。

独特的周期性再生器官——鹿角

知识窗

鹿茸干细胞： 在我们所熟知的哺乳动物中，存在着一些独特物种，它们或是出于抵御天敌的需要、或是出于在生育竞争中取得优势的需要，进化出了某些"与众不同"的再生能力。研究发现，在鹿角柄末梢处（生茸区）存在一层薄薄的骨膜，骨膜上的一群细胞对于鹿茸的再生具有决定性作用，研究表明，这群细胞就是鹿茸干细胞（Antler Stem Cells，ASCs）。这可能是一种介于间充质干细胞和胚胎干细胞之间的特殊干细胞类型。鹿茸是目前已知的能够完全再生的哺乳动物器官之一，是一种基于干细胞的再生。对鹿茸再生机制开展深入的研究，将会为干细胞与再生医学提供独特的、新颖的科学视角。

细胞免疫疗法

人类在漫长的演化进程中，从未放弃过与癌症等恶性疾病的抗争。随着生命科学和医学的快速发展，人们逐渐掌握了一些对抗癌症的医疗手段，比如使用化疗药物去杀伤或抑制癌细胞。然而不幸的是，在杀死癌细胞的同时，一些正常人体细胞也会被"误伤"，从而引发严重的不良反应。当科学家意识到我们很难通过外力攻克癌症的时候，便将目光投向了人体自身的免疫系统。通过改造自身的免疫细胞或许可以开发出对抗癌症的新策略，一种被称为"嵌合抗原受体 T 细胞免疫疗法"（Chimeric Antigen Receptor T-Cell Immunotherapy, CAR-T）的治疗方法就这样诞生了。

20 世纪 80 年代，以色列科学家齐利格·伊萨哈（Zelig Eshhar）致力于利用免疫学开展癌症治疗的研究。他将目光投向了人体的一种免疫细胞——T 细胞，尝试将其改造成能定向识别和杀伤癌细胞的武器。他首先找到了癌细胞上的特异性抗原（Antigen），然后对 T 细胞进行基因改造，使它表达这种抗原的受体（Receptor），带有特殊受体的 T 细胞能够特异性地识别癌细胞上的抗原，从而定向杀伤癌细胞。经过改造的 T 细胞成为一种安装了制导系统的"精确制导炸弹"，在定向清除癌细胞的同时不会误伤体内的正常细胞，这种方法被命名为 CAR-T。1989 年，伊萨哈将其研究成果发表在《美国科学院院刊》（PNAS）上，首次提出了利用 CAR-T 杀伤癌细胞的理念。伊萨哈因其在第一代 CAR-T 研究中所作出的贡献，被誉为"CAR-T 之父"。

科学家很快意识到，CAR-T 可能会成为治疗癌症的一项有效手段。20 世纪 90 年代初，美国科学家卡尔·朱恩（Carl June）和

CAR-T 细胞（红色）靶向杀伤癌细胞

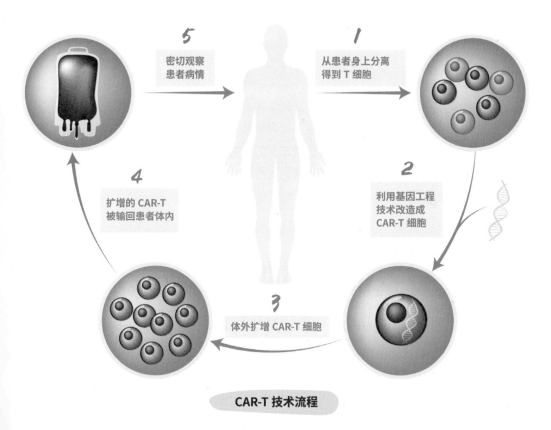

CAR-T 技术流程

他的合作伙伴突破了体外大规模培养 T 细胞的技术瓶颈，大幅提高了利用病毒改造 T 细胞的效率。随后，朱恩把目光投向了一类严重的血液系统癌症——由 B 淋巴细胞（简称 B 细胞）突变引发的急性淋巴细胞白血病，并选择了一个新的癌细胞的表面抗原 CD19 作为靶点，成功地开发了第二代 CAR-T 系统。

2012 年，一名罹患急性淋巴细胞白血病的小女孩艾米丽·怀特海德接受了世界首次 CAR-T 治疗。朱恩从艾米丽的血液中提取了 T 细胞，将这些 T 细胞改造成能高效特异识别癌细胞的 CAR-T，经过改造和扩增的 CAR-T 被输回到艾米丽体内。在经历了连续几天的高烧后，艾米丽终于在她 7 岁生日那天苏醒。几年后，医生在她的体内已经完全检测不到癌细胞的存在，CAR-T 疗法让艾米丽获得了新生。

在技术上取得突破后，人们看到了 CAR-T 疗法的临床应用前景，大量的基础研究和临床试验随即展开，加快了 CAR-T 疗法临床应用的脚步。2017 年 8 月 30 日，美国食品药品监督管理局批准瑞士诺华集团（Novartis）的自体 CAR-T 产品在美国上市，用于治疗复发或难治性儿童和青年急性淋巴白血病，这是 FDA 批准的第一个基因治疗药物。

然而，CAR-T 技术并没有想象中那么完美。由于 CAR-T 是一种"活药物"，在体内与抗原结合时会放大免疫反应，除了能够有效地对抗肿瘤活性，还会引起强烈的副作用。在治疗过程中，患者可能会面临炎性细胞因子大量激活和释放造成的细胞因子风暴和神经毒性的威胁，在临床试验中也报道过因严重的副作用导致患者去世的失败案例。当年艾米丽在治疗过程中也是由于遭遇到了 CAR-T 引发的细胞因子风暴导致连续高烧不退险些失去生命。虽然 CAR-T 已经在应对血液系统肿瘤中展现出了巨大的应用前景，但到目前为止，CAR-T 疗法在治疗实体肿瘤中尚无实质性的突破，科学家针对 CAR-T 技术的改进和研发仍在进行。

四 诱导多能干细胞：给细胞吃一粒仙丹

让细胞重返青春

从秦始皇求取仙丹到古希腊的"不老泉"传说，追求"长生不老"一直是人类的梦想。如果用科学的语言描述，就是要寻找一种将终末分化的体细胞命运"逆转"使其重返多能性的方法。19 世纪末，德国生物学家奥古斯特·魏斯曼提出了著名的"魏斯曼学说"，即作为发育潜能最高的生殖细胞（精子和卵细胞）表达了所有的基因，在发育过程中一些非必需的基因逐渐关闭，最后形成特定的终末分化细胞。1957 年，英国发育生物学家康拉德·沃丁顿（Conrad Waddington）提出了经典的发育生物学理论——下坡理论（Downhill），他认为精子和卵细胞结合而成的受精卵在发育能力上位于山顶，

下坡理论
细胞发育潜能随着
细胞分化逐渐降低

高等
全能性

中等
全能性

低等
全能性

而终末分化的体细胞则位于山下。胚胎的发育就像一颗小球从山顶滚向山脚，也就是说细胞的分化和全能性的丧失是自发的，很难逆转。然而，一些科学家始终相信可能存在一种能使细胞"重返青春"的途径。

随着科学家对哺乳动物胚胎发育研究的深入，人们认识到卵细胞中可能存在一些重编程因子，如果找到这些因子并使其直接作用于成体细胞，就可以绕过复杂的克隆技术，建立一种不依赖于卵细胞的细胞重编程技术。事实上，世界各国的科学家已经鉴定出一批可能逆转细胞命运的潜在因子，那么哪些因子组合在一起才是真正有效的呢？

2006 年，日本科学家山中伸弥向小鼠胚胎成纤维细胞中导入了 4 个外源重编程因子，将其成功地转化为一种干细胞——诱导多能干细胞。在此之前，山中伸弥一直在围绕干细胞多能性调控基因开展相关研究。

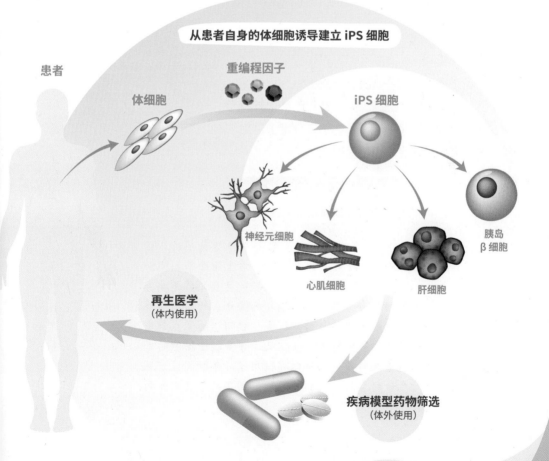

从患者自身的体细胞诱导建立 iPS 细胞

患者

体细胞

重编程因子

iPS 细胞

神经元细胞

心肌细胞

肝细胞

胰岛 β 细胞

再生医学
（体内使用）

疾病模型药物筛选
（体外使用）

他首先选择了 24 个候选基因，借助逆转录病毒转染系统，将这些候选基因导入小鼠胚胎成纤维细胞中，以观察细胞命运的转变。研究发现，将 24 个基因一起转入成纤维细胞时，细胞会倾向于形成干细胞所具有的集落状的形态；当只转入单个或几个基因时，成纤维细胞不能变为干细胞。

接下来的任务是寻找最少的基因组合。山中伸弥决定逐个减去候选基因，经过第一轮筛选，他们得到了 10 个基因。又经过第二轮筛选，他们发现仅需要 *Oct*4、*Sox*2、*Klf*4 和 *c-Myc* 这 4 个基因（后来被称为 OSKM）就成功地将小鼠胚胎成纤维细胞转化为诱导多能干细胞，并证明了其具有类似于小鼠胚胎干细胞的多能性状态。

诱导多能干细胞技术的出现为干细胞的个性化治疗提供了一个全新的解决方案。山中伸弥在科学上所取得的成功，提示我们在处理问题时应灵活应变、化繁为简，当开启一个新的视角，所遇到的困难和问题就会迎刃而解。

2007 年，致力于人胚干细胞研究的詹姆斯·汤姆森成功地获得了人诱导多能干细胞。他从新生婴儿皮肤中提取到了人皮肤成纤维细胞，并导入了 4 个重编程因子（*Oct*4、*Sox*2、*Nanog* 和 *Lin*28），成功地获得了世界第一株人 iPS 细胞。由于其利用了全新的因子组合，导入载体也由逆转录病毒换成了慢病毒，在一定程度上避免了 iPS 细胞的致瘤性风险，在未来的细胞治疗中更为安全。

知识窗

iPS 的建立： 2006 年，日本科学家山中伸弥成功诱导获得 iPS 细胞，其文章的第一作者是他的学生兼助手高桥和利（Kazutoshi Takahashi）。因为该实验的主要工作是病毒的包装与细胞的转染，工作内容单一而繁重，所以在高桥和利获得诱导多能干细胞之前，很多"聪明"的学生都中途放弃了，只有高桥坚持了下来。从诱导多能干细胞的首次建立到细胞重编程获得诺贝尔奖仅用了 6 年时间，可见这项工作对生命科学的深远影响迅速得到了科学共同体的认可。

iPS 小鼠——"小小"

iPS 小鼠——"小小"

虽然山中伸弥诱导多能干细胞的多能性状态与胚胎干细胞相似，但各国科学家一直无法证明诱导多能干细胞可以像胚胎干细胞一样发育成完整健康的个体。因此，iPS 细胞真实的多能性状态一直被科学家和业界质疑，这也成为阻碍其基础研究深入进行和临床应用的重要科学问题。

2009 年，一只名叫"小小"（Tiny）的黑色小鼠的出生给出了答案。这一年，中国科学家在《自然》杂志上发表论文，证明了诱导多能干细胞具有与胚胎干细胞相似的发育全能性。他们首先对 iPS 细胞的诱导、培养体系进行改良和优化，将四因子诱导体系和血清替代品（KOSR）的培养体系结合诱导获得 37 株小鼠 iPS 细胞系。

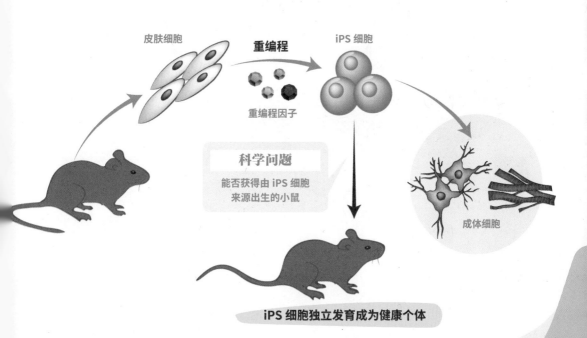

皮肤细胞　　　**重编程**　　　iPS 细胞

重编程因子

科学问题

能否获得由 iPS 细胞
来源出生的小鼠

成体细胞

iPS 细胞独立发育成为健康个体

随后，他们利用其中的 6 株 iPS 细胞系成功注射了 1500 多个四倍体胚胎，最终获得了 27 只活体小鼠，这是世界上第一批非胚胎来源出生的小鼠。

第一只来源于诱导多能干细胞的小鼠被命名为"小小"，"克隆羊之父"伊恩·威尔穆特评价说："'小小'虽小，但它的意义是巨大的。这小小的一步、这一个进展，对人类科技的进展是一个巨大的推动。"由此，诱导多能干细胞具有与胚胎干细胞相似的发育全能性得以证实。正如美国《时代周刊》在其"2009 年十大医学突破"中对该成果的评价："利用诱导多能干细胞获得可育小鼠说明诱导多能干细胞在疾病治疗方面可以和胚胎干细胞一样有用。"该成果消除了科学家在诱导多能干细胞多能性方面的顾虑，使他们可以放手去开展在组织器官形成和疾病治疗方面的应用。

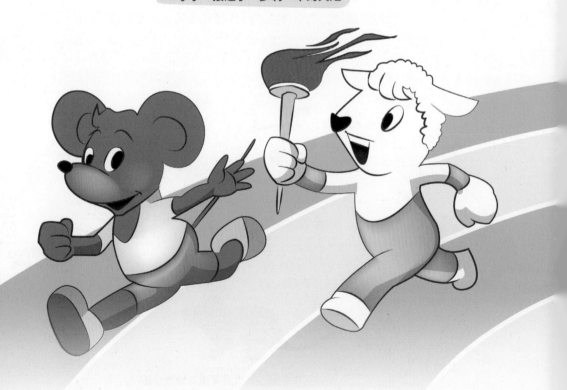

"小小"接过了"多莉"羊的火炬

iPS 细胞的来源

随后的研究发现，人体不同种类的细胞都能被诱导成 iPS 细胞，如皮肤成纤维细胞、血液细胞、神经干细胞和羊水细胞等。虽然不同来源的体细胞重编程的效率存在差异，但是具体哪种细胞来源最佳，需要根据患者的具体情况进行选择。

2011 年，科学家从人体尿液中分离出了肾管状细胞，并成功诱导出了 iPS 细胞。2015 年，中国科学家利用 iPS 细胞在小鼠体内重构再生牙齿获得成功。与正常人类牙齿相比，重构获得的牙齿具有正常的结构和理化性质，包括硬度和化学组分等均十分相似。相信经过一系列技术的优化，干细胞技术再生人类牙齿进入临床作为个性化治疗将成为可能。

iPS 细胞制备过程复杂，诱导所需时间长。实现干细胞自动化诱导、规模化的均质培养与扩增是诱导多能干细胞实现临床应用的关键。2018 年，中国科学院研制的全自动干细胞诱导培养设备顺利通过验收，这是世界上首台全自动、大规模、规范化诱导及扩增的干细胞诱导生产系统。2019 年，日本科研团队实现了人源诱导多能干细胞到视网膜色素上皮细胞（Retinal Pigment Epithelium，RPE）片层的自动化培养，从干细胞的扩增到功能细胞的回收，整个生产工艺全部实现了自动化。未来，科学家只需要触碰一个按钮，就能实现干细胞的高品质、稳定且规模化的培养和制备。

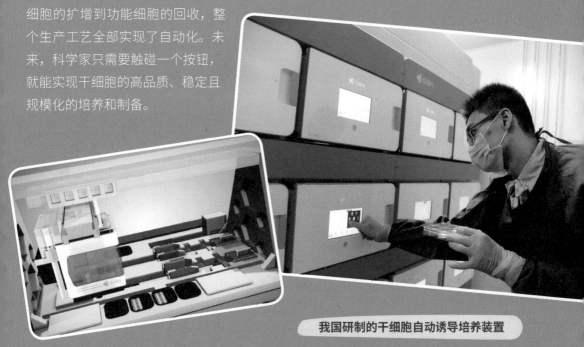

我国研制的干细胞自动诱导培养装置

iPS 细胞的临床应用

从患者的体细胞中直接获得诱导多能干细胞，再回输给患者进行细胞治疗，不会面临破坏胚胎的伦理争议，自体移植也几乎不存在免疫排斥风险。因此，这种个性化的定制干细胞治疗策略更容易为人们所接受。

2014 年，世界首例干细胞分化细胞产品治疗老年黄斑变性（Age-related Macular Degeneration，AMD）的临床试验在日本启动。2017 年，该团队宣布已完成 5 例患者的招募及手术，通过移植异体诱导多能干细胞分化的视网膜色素上皮细胞能有效改善患者视力。世界各国也相继启动了基于人 iPS 细胞的临床应用，主要针对黄斑变性、肾病、心血管疾病和帕金森综合征等疾病。

值得注意的是，我国经过备案的干细胞研究项目利用的多是胚胎干细胞的衍生细胞、成体干细胞及多种来源的间充质干细胞，如脂肪、脐带、骨髓等，到目前为止，尚未见到利用诱导多能干细胞开展的干细胞临床研究项目取得的相关进展。

扫一扫

年龄相关性黄斑变性是一种眼科疾病，多发于 45 岁以上人群，患病率随年龄的增长大幅提升。年龄相关性黄斑变性在全球范围内是仅次于白内障和青光眼的第三位致盲眼病，目前，全球约有 3000 万患者，每年因此致盲者达 50 万人。近年来，科学家利用干细胞技术分化得到的视网膜色素上皮细胞移植进入视网膜病灶处，将有望替代原有的受损细胞，延缓视网膜退行性病变并改善视觉功能。请扫描二维码观看科普视频《应用干细胞技术治疗黄斑变性》，了解黄斑变性的发病机理及应用干细胞技术为患者解除病痛的可行性。

《应用干细胞技术
治疗黄斑变性》

值得关注的风险

诱导多能干细胞的成功建立为再生医学领域打开了一扇大门，虽然通过四倍体补偿实验证实了小鼠 iPS 细胞在发育水平上已经无限接近其子胚胎干细胞，但制备用于细胞治疗的临床级人类 iPS 细胞仍然面临着巨大的安全性挑战。早期的 iPS 细胞建立过程中通常会以慢病毒作为导入载体，病毒被随机整合到宿主基因组中，存在引发基因组突变的风险。此外，iPS 重编程过程周期长、影响因素复杂，如果细胞重编程不完全，就可能会导致肿瘤和分化细胞功能异常等风险，临床应用面临巨大挑战。2011 年，一篇发表在《细胞研究》（*Cell Research*）上的研究成果表明，在完全来源于 iPS 的四倍体补偿小鼠及其后代中癌症的发生率显著高于对照组，其原因可能在于转录进入细胞内的重编程因子仍然维持较高的表达水平，导致细胞癌变风险大幅提高。值得一提的是，2015 年，中国科学家邓宏魁建立了一套利用小分子化合物诱导 iPS 细胞的方案，一定程度上避免了因使用慢病毒等载体带来的风险。

iPS 细胞临床研究所面临的问题则更为复杂。2015 年，日本在第一例 iPS 细胞临床试验开展过程中，就因为在患者 iPS 细胞及其分化得到的视网膜色素上皮细胞中发现了某些基因位点的突变而暂停了试验。2017 年，第二批 iPS 细胞的临床试验再次出现了安全问题，在 iPS 细胞制备过程中操作人员错误地使用了绿色荧光蛋白等非预期质粒。

作为诱导多能干细胞技术的发源地，京都大学两次因 iPS 细胞的质量问题叫停临床试验。这再次告诫我们，尽管干细胞治疗具有广阔的应用前景，但开展临床试验仍须更为谨慎，且要进行严格的监管。在临床应用之前，必须要确保其安全性和有效性，彻底解决干细胞的标准化制备等一系列问题。

第三章 面纱背后的再生医学

　　小小的干细胞就像我们身边的空气，虽然很多时候我们意识不到干细胞的存在，但它们却是维持我们机体健康的重要保障。科学家致力于推动干细胞基础研究和前沿医学领域的探索，正在开发和应用干细胞的再生潜力。例如，通过胚胎干细胞及其分化细胞的移植进行各类退行性疾病的治疗；干细胞与 3D 打印技术的结合有望在体外构建各种组织及类器官，为研究人类疾病的发病机理提供体外模型；开发干细胞的发育潜能，尝试利用大动物作为载体进行器官的重构，解决器官短缺的瓶颈。干细胞技术的发展使人们在治疗复杂疾病、延缓衰老的世界难题面前更加充满信心。

一 干细胞的再生应用

健康的美好愿景

生老病死是生命的永恒规律，作为生命基本组成单位的细胞也不例外，如果在某些组织或器官中新生细胞无法及时补充衰老和死亡的细胞，疾病就可能随之而来。

截至 2018 年，我国大陆总人口数量已接近 14 亿人，其中 65 周岁以上人口超过 1.6 亿人，约占总人口数的 11.9%。人口老龄化趋势给我国卫生医疗带来了巨大的压力。心血管疾病、肿瘤、神经退行性疾病、糖尿病等已经成为威胁我国民众健康的几种首要疾病类型，其中不乏帕金森综合征、阿尔茨海默病等神经退行性疾病。

据统计，2016 年，我国心血管病患者约有 2.9 亿人，相当于每 5 个成人中就有 1 人患心血管病；糖尿病患病人数约为 1.29 亿人；患有阿尔茨海默病的人数在 1000 万人左右，脑卒中患者至少有 700 万人；慢性（长期）肝脏感染疾病患者有 3000 多万人，每年约有 90 万患者发展为肝硬化，30 万患者发展为原发性肝癌，且近几年的发病率还在逐渐升高。人民日益增长的健康需求越来越迫切。

虽然在人们的共同努力下，目前的医学水平已经有了大幅度提高，但针对上述严重威胁人类健康的疾病尚无有效治愈的方法，只能采取控制措施延缓病情的发展。

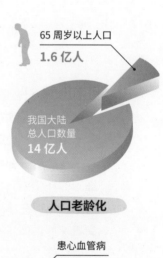

65 周岁以上人口
1.6 亿人

我国大陆总人口数量
14 亿人

人口老龄化

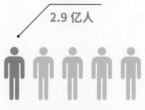

患心血管病
2.9 亿人

患心血管病人数

亨廷顿氏舞蹈症（HD）

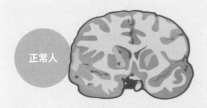

正常人

HD 患者

亨廷顿蛋白

亨廷顿蛋白大量积累，影响大脑指令，导致全身肌肉不受控制地运动。

帕金森综合征（PD）

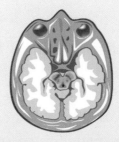

多巴胺神经元

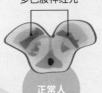

正常人

多巴胺神经元凋亡

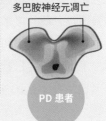

PD 患者

常见的神经退行性疾病

渐冻人症（ALS）

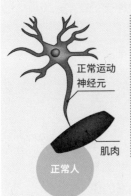

正常运动神经元

肌肉

正常人

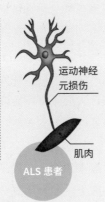

运动神经元损伤

肌肉

ALS 患者

运动神经元损伤后，四肢和躯干肌肉逐渐无力和萎缩，形成渐冻人症。

阿尔茨海默病（AD）

正常大脑

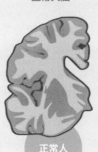

正常人

脑细胞广泛死亡

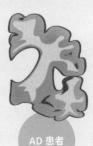

AD 患者

多种原因引发神经元纤维缠结和细胞死亡，导致认知功能损伤。

选择合适的干细胞

历经近半个世纪的研究，科学家希望通过培育干细胞这颗"生命的种子"去实现人类的再生梦想。例如，约 60 年前，人类完成了第一例骨髓移植手术，利用人体内存在的造血干细胞成功挽救了白血病患者的生命。约 20 年前，人类建立了世界第一株人胚干细胞系，翻开了干细胞研究崭新的一页。10 多年前，诱导多能干细胞的建立，为获得多能性干细胞提供了新的技术手段。如今，干细胞可以在体外分化成神经元细胞、心肌细胞、肝细胞和胰岛细胞等功能细胞，并陆续在临床研究中大显身手。干细胞研究日新月异，国内外临床前评价、临床研究和新药研发进展迅速。在不远的未来，我们每个人都可能从干细胞的研究和应用中获益。

那么，干细胞的种类如此多，临床应用时该如何选择呢？胚胎干细胞的发育潜能最强，是否最适宜开展临床治疗呢？事实证明，对于不同疾病要选择不同类型的干细胞。因为胚胎干细胞具有无限增殖能力和更强的分化能力，如果将其直接移植到体内，它们并不能"顺从"地分化为身体组织再生所需的特定细胞，有可能事与愿违地分化为其他种类的细胞，甚至会有诱发肿瘤的风险。

因此，胚胎干细胞的细胞移植治疗首先需要在体外将多能干细胞诱导分化为特定类型的祖细胞或前体细胞，移植入体内之后才能分化为特定的功能细胞，同时具有较高的安全性。例如，人胚干细胞定向分化为视网膜色素上皮细胞，用于治疗因视网膜黄斑变性引发的失明；多巴胺能神经前体细胞可用来治疗帕金森综合征等。

相对而言，以人体中骨髓、脂肪和脐带血等来源的间充质干细胞为代表的成体干细胞也具有较强的应用优势，临床上主要利用其分泌的免疫调节因子，通过调节组织免疫微环境和激发原位组织干细胞增殖的方式实现组织器官的修复。

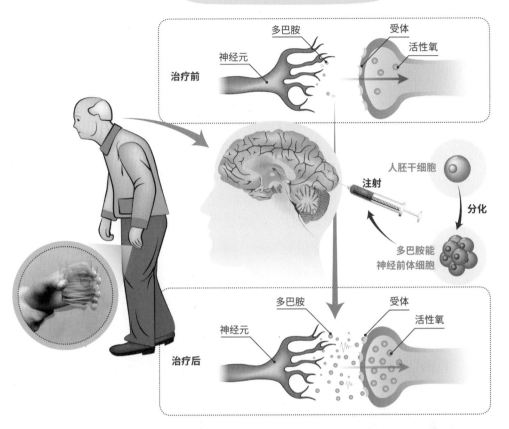

干细胞分化细胞治疗帕金森综合征

知识窗

帕金森综合征：帕金森综合征是一种常见于中老年人的神经退行性疾病，我国患者有近 300 万人。帕金森综合征以静止性震颤、肌肉僵直、运动功能减退为主要临床表现，严重影响中老年人的生活质量，也给患者家庭和社会带来了沉重的负担。帕金森综合征的发病原因是大脑黑质中的多巴胺能神经元大量死亡，导致多巴胺的分泌量下降，神经信号无法有效传递，进而影响其运动调控。目前，临床上帕金森综合征以药物治疗为主，但无法从根本上解除脑部的病变。将临床级人胚干细胞分化为多巴胺能神经前体细胞，通过定点注射的方式输送到大脑纹状体区，在患者体内进一步分化为能分泌多巴胺递质的成熟多巴胺能神经元，替代受损死亡的多巴胺能神经元发挥功能。

干细胞治疗策略

　　针对不同类型疾病的治疗，除了选取适合的干细胞类型，还要选择恰当的治疗策略。干细胞及其分化细胞通常可以直接注射到患者的病灶处。例如，在利用人胚干细胞分化的"M类"细胞治疗半月板损伤的临床研究中，将"M类"细胞稀释后直接注射到膝关节腔中，即实现疾病的治疗。

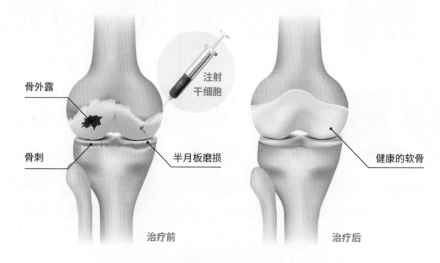

骨外露　　注射干细胞　　骨刺　　半月板磨损　　健康的软骨　　治疗前　　治疗后

"M类"细胞注射治疗半月板损伤

　　除了直接将细胞注入病灶部位，还可以将干细胞与细胞外基质等生物材料相结合然后进行移植，这种方法有助于干细胞在患者组织器官内定植，长效发挥作用。同时，生物材料能携带促进细胞存活和成熟的营养因子，还能隐蔽细胞"外来入侵者"的身份，免受免疫细胞的攻击，使其更好地发挥作用。干细胞喷雾则是将干细胞与喷雾装置结合，在皮肤创面修复等领域应用价值较高。

　　未来的细胞治疗还将聚焦于组织、器官制造。由干细胞和生物材料制成的生物墨水，可通过生物3D打印技术制备具有一定外形和生物学功能的组织或器官，然后移植到患者体内。目前，利用生物3D打印技术已初步在体外构建了心脏瓣膜、骨骼、肌肉、肝脏、肾脏及视网膜等组织和器官，但这些人工构建器官的生物学功能大多未被很好地证明。

近年来，科学家通过干细胞定向分化得到了拥有与对应器官结构和生理功能类似的类器官，可广泛用于体外疾病模型构建、靶向药物筛选甚至未来可直接用于体内移植。无论是细胞原位注射、利用混合生物材料通过 3D 打印构建器官还是重构可供移植的类器官等，其最终目的都是利用干细胞的再生能力修复创伤和重建组织、器官。

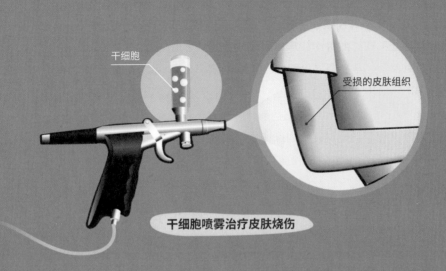

干细胞

受损的皮肤组织

干细胞喷雾治疗皮肤烧伤

扫一扫

2017 年 4 月，我国正式通过了首批 8 项干细胞临床研究的国家备案，包括"人胚胎干细胞来源的神经前体细胞治疗帕金森综合征"临床研究项目。中国科学院干细胞与再生医学创新研究院的科研团队建立了人胚干细胞分化来源的临床级多巴胺能神经前体细胞。这些细胞可以通过定点注射的方式被输送到大脑纹状体区，在患者体内分化、成熟，形成能分泌多巴胺递质的多巴胺能神经元，替代受损死亡的神经元细胞发挥功能。请扫描二维码观看科普视频《干细胞治疗帕金森综合征》，了解科学家利用干细胞技术治疗帕金森综合征的原理及进展，以及有效的帕金森综合征治疗手段。

《干细胞治疗
帕金森综合征》

干细胞资源库的建设

基于人民对于生命健康日益增长的迫切需求，建立质量体系完备的临床级人胚干细胞系种子库显得尤为重要。以此确保有足够可供使用且满足国家和国际标准的人胚干细胞。建立运行可靠的干细胞资源技术平台，可以为维持干细胞的临床应用提供细胞来源。

目前，国家干细胞资源库已建立了包括小鼠、大鼠、兔子、猪、猴、树鼩和人等不同来源的细胞系近 3100 株，共 5 万多份。目前已经制备和储存了近 400 株临床级人胚干细胞系，并通过了中国食品药品检定研究院质量复核，是目前全球最大的临床级"人胚干细胞实体库"。

2019 年，由中国科学院动物研究所发起的"国家干细胞资源库创新联盟"正式成立，第一批成员囊括了国内 9 家优势细胞库，如国家干细胞资源库、国家干细胞转化资源库等，涵盖了我国干细胞研究与转化的关键细胞品种。

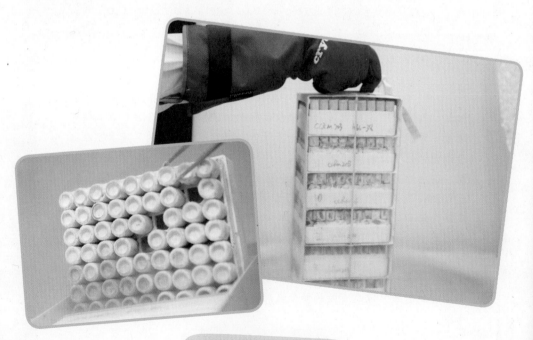

储存在液氮中的干细胞

在临床研究项目取得进展的同时，行业标准化建设是推进领域快速发展的重要基石。2017 年，中国细胞生物学学会干细胞生物学分会发布了《干细胞通用要求》，这是我国首个针对干细胞通用要求的规范性文件。文件的发布将在规范干细胞行业发展、保障受试者权益、促进干细胞转化研究等方面发挥重要作用。2019 年，《人胚胎干细胞》团体标准发布，这是中国乃至国际首个针对人胚干细胞的产品标准，系统规定了人胚干细胞的基本质量属性、质量控制的技术准则，以及产品使用和流通的相关要求。我们相信，基于国家和相关机构在干细胞转化领域的前瞻性规划将会开启中国乃至世界干细胞与再生医学研究的新篇章。

二 当干细胞遇到 3D 打印

器官移植的短缺

1997 年 8 月 4 日，一位名叫珍妮·考尔曼特（Jeanne Calment）的老妇人在法国的一家养老院去世，享年 122 岁，她打破了人类有记载以来的人类长寿纪录。我们都知道人体由不同的器官组成，对于普通人来说，寿命的长短似乎更遵循"水桶效应"，即人的寿命往往受到一部分器官功能衰退的制约。我们将人体比作一辆汽车，那么体内的各种器官就相当于汽车的各式零部件。汽车出现故障，更换零件后就可以继续行驶。如果能够提供足够多的备用器官，人们是否可以通过更换衰退器官延长寿命呢？

生命的长度往往受制于一部分器官的功能衰竭

然而，理想与现实的差距巨大。在世界范围内，供体器官的短缺是限制器官移植的瓶颈。虽然我国器官捐献在总量上已处于亚洲国家首位，但器官捐献率仍然很低，每百万人中仅能达到2例左右，器官移植供体缺口依然很大。我国每年约有30万患者等待器官移植，依靠捐献完成的器官移植仅有1万～2万例，供需比例失衡。这就意味着对于一些患者来说，如果不能及时获得可供移植的器官，他们可能随时面临死亡。

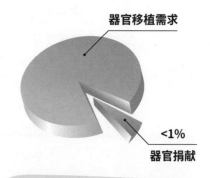

器官移植需求

<1%
器官捐献

器官捐献与需求之间存在巨大缺口

生物 3D 打印

20世纪60年代，世界首例肾脏和心脏移植手术相继获得成功，人体器官移植技术不断完善，手术成功率逐渐提高。然而，器官的供给和需求相差悬殊。并且，即便一些患者有幸等到捐献的器官并成功移植，术后的免疫排斥反应也有可能对患者的生命构成威胁。多年来，科学家致力于将生物干细胞与3D打印相结合的技术，在体外再造可供移植的人类组织和器官。随着相关技术的不断完善，未来利用生物3D打印这项"黑科技"制造的器官有望应用于器官移植，挽救那些等待器官移植的患者的生命。

3D打印是一种基于计算机成像技术，以物体为模板设计成3D模型，运用不同的打印技术结合多种类型材料，通过逐层固化成型的方式来构建具有复杂结构物体的技术。简单来说，传统打印机是将墨水喷涂到纸上形成平面的图像。而3D打印是将"墨水"逐层堆叠成一个立体的物体。更为形象地说，传统打印机就像用砖头在地面上铺路，而3D打印机类似于将砖头逐层黏合，建造出一栋楼房。

在生活中，3D打印技术已经渗透到了我们生活的方方面面，大到飞机结构、楼宇框架，小到儿童玩具、艺术品和首饰，都有3D打印的杰作。

人体组织、器官的结构十分复杂，如皮肤是由表皮、真皮和皮下组织构成的；皮肤细胞又有多种不同的类型，包括角质形成细胞、默克尔细胞、黑素细胞、朗格汉斯细胞和成纤维细胞等。正是组织和器官如此复杂的结构和丰富的细胞类型，为生物 3D 打印技术提供了一个大显身手的舞台。那么，如何利用生物 3D 打印实现结构复杂的组织、器官再造呢？

生物 3D 打印机的工作原理

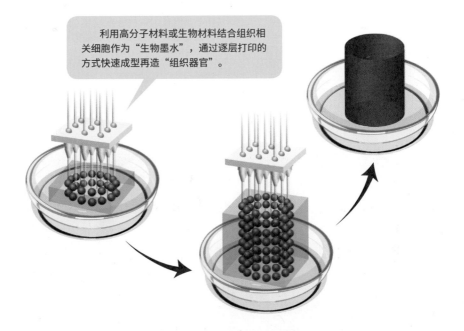

利用高分子材料或生物材料结合组织相关细胞作为"生物墨水"，通过逐层打印的方式快速成型再造"组织器官"。

知识窗

生物 3D 打印： 生物 3D 打印整合了医学、工程学、电子学和生物学原理，结合组织器官的基本构成、发育过程的研究与智能程序化的设置，以混合细胞和生物材料为"生物墨水"，通过逐层"喷墨"及层与层之间的黏结，"打印"出与人的组织器官相同的替代品。

打印机的"生物墨水"

生物 3D 打印需要各种细胞、生物材料及细胞生长因子等作为"生物墨水"。针对需要打印的器官，选择不同类型的细胞，还需要选择与之相配合的生物材料和因子，这些组合在一起就构成了完成生物 3D 打印所需要的"生物墨水"。

在生物材料和细胞的选择上，我们要关注哪些问题呢？首先，生物材料需要具有细胞亲和性，能为细胞"爬壁漫步"提供一定的依附点。其次，所选的生物材料要与细胞具有很好的兼容性，既能为细胞的生长提供适宜的环境，又能支撑组织、器官的成型。最后，细胞的选择对生物 3D 打印也很重要，应根据器官的类型选择合适的细胞类型，且需要维持其活性及功能。

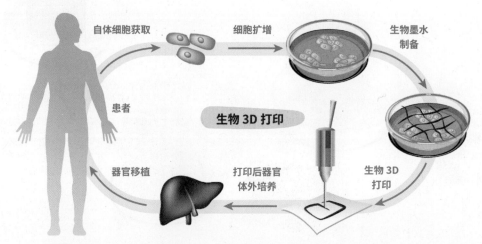

"工欲善其事，必先利其器。"所谓的"器"正是对应的打印平台。目前，应用于生物 3D 打印的平台主要有激光辅助式、喷墨式和挤压式三种，不同的打印平台具有不同的针对性。所以在组织、器官的制造过程中，需要针对需求合理地选择打印平台。用于生物 3D 打印的细胞类型可以进一步扩展到成体干细胞、内皮细胞和成纤维细胞等，在打印后进行培养的过程中可以观察到细胞间的相互作用，这些成果为复杂组织的打印与构建奠定了基础。应将"生物墨水"与打印平台融合并不断优化，建造更加高效的生物制造体系，以满足未来医学应用的标准。

组织和器官打印好后，还需将其置于特定的组织培养液中培养，待细胞和生物材料相互"适应"，达到相对"成熟"的状态才可能进行移植。

生物 3D 打印的应用

　　组织和器官的体外培养与构建已有 30 多年的历史。1993 年，美国科学家罗伯特·兰格（Robert Langer）和查尔斯·维坎提（Charles Vacanti）首次提出将材料与细胞结合的组织工程技术概念。2012 年，荷兰一家医院实现了世界首例生物 3D 打印的临床应用，生物 3D 打印的钛合金下颌骨被成功地移植入一位饱受慢性骨感染折磨的 83 岁女性患者体内。2013 年，美国科学家首次利用含有牛耳活细胞的水凝胶打印出了一种新型人工耳，其无论在外观还是功能上，均可与真耳相媲美。2018 年，美国科学家研发出一种新的皮肤修复方法，即利用生物 3D 打印机直接将皮肤细胞打印在烧伤创面上。

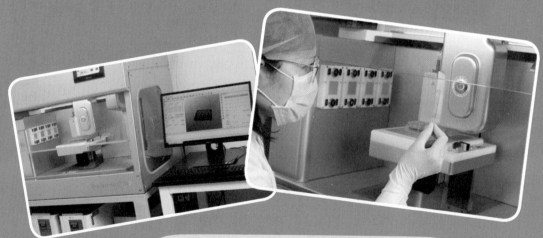

中国科学院的一名科研人员正在操作生物 3D 打印机

　　近年来，生物 3D 打印技术有了质的飞跃。2019 年，以色列科学家以患者自身的脂肪组织及通过分离、诱导产生的心肌细胞和内皮细胞为"生物墨水"，制造出了世界第一颗生物 3D 打印心脏，打印出来的心脏有心室、心房和纵横交错的血管，此项成果无疑为需要通过"换心"来延续生命的晚期心衰患者带来了希望。

　　目前，国内生物 3D 打印研究也取得了一定的进展。2015 年，中国科学家利用自主研发的生物 3D 打印机打印出了肝单元，目前已被用于药物筛选实验。中国科学家卢秉恒院士研发的个性化匹配人工骨及生物活性人工骨已进入临床应用。2017 年，中国和澳大利亚两国科学家合作，首次实现了人神经干细胞和多能干细胞的 3D 打印，推动了利用生物材料对干细胞命运调控研究的发展。2018 年，中国科学家研发的"个体化下颌骨重建假体"获得医疗器械注册证，这是国内首张个体化定制骨科内植物器械注册证。

　　虽然生物 3D 打印的组织和器官构建已经取得了一定的进展，但目前仅能构建一些结构简单的功能性器官，还没有完全达到建立组织、器官移植的水平。要想实现复杂器官的构建，还需要多学科研究人员共同的努力。

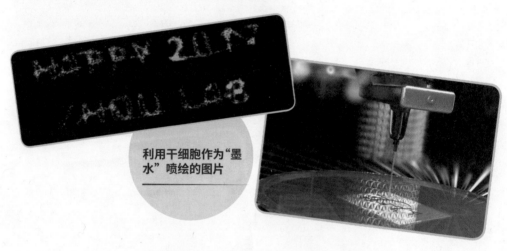

利用干细胞作为"墨水"喷绘的图片

科学实验

生物 3D 打印绘制"生命之树"

　　生物 3D 打印技术已经被应用于体外组织和器官再造，在再生医学领域有巨大广阔的应用前景。通过本实验，我们将采用 CAD 软件设计一幅"生命之树"并导入生物 3D 打印机，将生物材料与干细胞混合制作成"生物墨水"，在培养皿中绘制大树的枝干和叶脉，绘制一幅由细胞构成的"生命之树"。

知识窗

类器官: 类器官是一种三维的微器官,与人体内组织和器官空间形态结构高度相似。类器官是神秘的"多面手",它既能够让我们更好地理解生物的发育过程,又能通过类器官开展药筛、药检,从而制定个体医疗方案,发展个性化再生治疗,帮助我们治愈疾病。

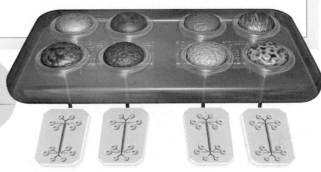

类器官

三 异种器官的再造

器官不够动物来凑

拥有强大再生能力的
蝾螈与涡虫

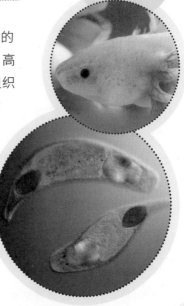

在自然界中,许多生物都拥有强大的再生能力,然而随着生命演化的进行,高等动物已经丧失了低等动物所特有的组织和器官的再生和替换能力。随着干细胞与再生医学研究领域的发展,基于干细胞的异种器官再造有望赋予人类组织和器官再生的能力!

将涡虫切成多块,每一块最终都能长成一只完整的涡虫,因此其被誉为动物界的"再生之王"。当然,蝾螈也拥有强大的器官再生能力。

为了解决人类移植器官的来源问题，除了利用生物 3D 打印在体外进行组织、器官的重建，科学家还将目光投向了其他物种，希望利用动物解决人类移植所需器官的来源问题。同为灵长类的猩猩、猴子等动物在进化距离上与人类最为接近，但由于灵长类动物繁殖能力相对较弱（通常为单胎），且性成熟和繁殖周期较长（需要数年的时间），更为重要的是灵长类动物体内存在着众多易引发人兽共患病的病毒（艾滋病被认为是由猿类传染给人的），

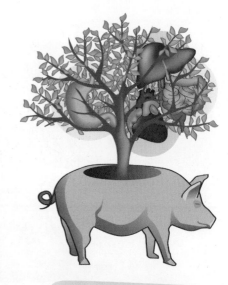

制备可供移植的人类器官

如果将来源于非人灵长类动物的组织或器官移植入人体将会导致严重的安全性问题。因此，非人灵长类动物并不适合作为人类的器官供体。

猪、羊等家畜，其器官大小、结构、生理特征等与人的相似，同时具有较强的繁殖能力，作为家畜在我国存栏量较大，用于器官供体伦理风险相对较小，更适合作为人类组织和器官的供体。然而，要将源于它们的器官移植给人类也存在风险，不同物种间的免疫排斥反应和动物体内的内源逆转录病毒都是需要解决的重点问题。

截断动物病毒

此前的研究发现，有一类稳定插入的逆转录病毒整合在猪的基因组序列中，参与猪的基因表达调控。这类逆转录病毒对猪本身没有危害，但若将从猪体内构建的器官移植到人体，就可能会感染人类细胞，严重的会危及器官植入患者的生命。

近年来，科学家尝试利用基因编辑技术解决有关器官移植的免疫排斥及动物源病毒等安全性问题，并取得了一定的突破。2015 年，中国科学家通过 CRISPR/Cas9 基因编辑系统，敲除了猪基因组中可能存在的致病基因（内源性逆转录病毒），从而降低了猪源器官移植的风险。上述方法虽然降低了异源病毒感染的风险，但人类移植动物器官还要面临机

体的免疫排斥问题，接受移植的患者必须长期甚至终身服用免疫排斥药物，这将会对他们造成严重的身心伤害和经济负担。更重要的是，人体的某些器官（胰岛、肝脏等）负责分泌维持机体健康所必需的功能性蛋白，而人与动物源性蛋白之间的序列差异将导致动物蛋白无法在人体内发挥完全等同的生物学功能。因此，经过基因修饰的猪器官能否直接移植给患者仍有待商榷。

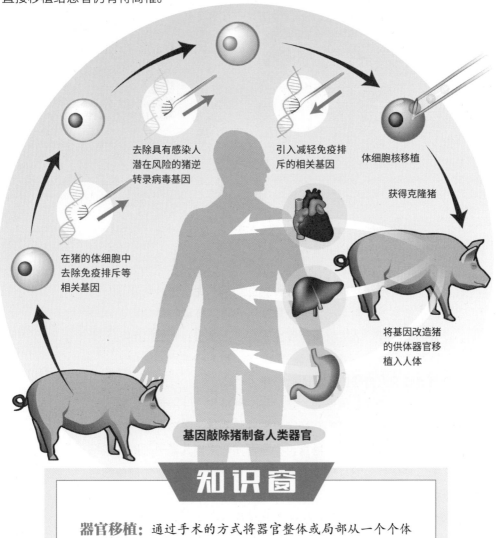

去除具有感染人潜在风险的猪逆转录病毒基因

引入减轻免疫排斥的相关基因

体细胞核移植

获得克隆猪

在猪的体细胞中去除免疫排斥等相关基因

将基因改造猪的供体器官移植入人体

基因敲除猪制备人类器官

知识窗

器官移植： 通过手术的方式将器官整体或局部从一个个体转移到另一个个体的过程，其目的是以功能正常的器官替代损坏或功能丧失的器官。

科学实验

PCR 技术检测动物源性逆转录病毒

动物源性逆转录病毒（Retrovirus）是一类可以嵌合在动物基因组内的异源逆转录病毒，通常被认为是阻碍嵌合器官成功移植的重要的因素之一。在本实验中，我们将采用聚合酶链式反应（Polymerase Chain Reaction，PCR）技术检测所获取的生物样本中是否存在动物源性转录病毒。

干细胞异种器官再造

有没有一种方法能够避免移植异种器官引起的免疫排斥问题呢？我们可以利用干细胞的发育潜能，通过异种嵌合技术在动物体内实现异种组织、器官再造。理论上能够获得完全来源于人类自身干细胞的组织或器官，可以避免异种间免疫排斥反应的发生。基于干细胞的异种嵌合和器官再造有望成为人类移植器官的新来源。

目前有两种异种器官再造的方法。第一种被称为胚胎嵌合。将人类多能干细胞与经过基因修饰的有特定器官缺陷的猪、羊的早期胚胎进行嵌合，通过干细胞补偿为缺陷器官，以获得完全来自人类干细胞的组织或器官。第二种被称为胎儿期嵌合。将多能干细胞诱导分化为前体细胞或成体干细胞，然后注射到经过免疫豁免的胎儿期动物体内，从而在动物体内获得部分有功能的人体组织或器官。

2010 年，日本科学家首次利用小鼠、大鼠两种啮齿类动物的干细胞开展异种嵌合实验，他将大鼠的 iPS 细胞注入到 *Pdx*1 基因敲除的小鼠囊胚中（该基因敲除后，小鼠会因胰腺缺陷在出生后不久死亡），成功地在小鼠体内获得了来源于大鼠的胰腺器官，这是国际上首次在异种动物体内获得完整的功能器官。在随后的研究中，科学家将小鼠、大鼠的干细胞和基因修饰动物结合，成功地获得了胸腺、肾脏等多种啮齿类器官，并证明了所获得的异种器官具有正常的生理功能。

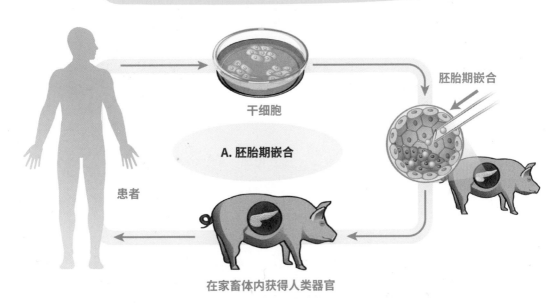

利用人胚干细胞的异种嵌合技术再造可供移植的组织和器官

干细胞

胚胎期嵌合

A. 胚胎期嵌合

患者

在家畜体内获得人类器官

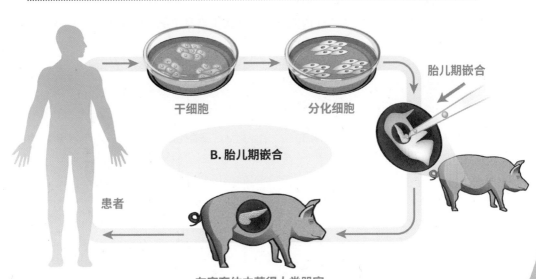

干细胞

分化细胞

胎儿期嵌合

B. 胎儿期嵌合

患者

在家畜体内获得人类器官

生命的种子

然而，利用人胚干细胞在啮齿类动物或大动物中实现异种嵌合并非易事。2013年，美国科学家通过改进人胚干细胞的培养体系，获得了 Naïve 状态的人胚干细胞，这种状态的细胞被认为更容易实现异种嵌合。2016年，美国科学家利用人诱导多能干细胞在猪体内发育形成嵌合体，证明了人类来源的多能干细胞在大动物体内形成嵌合体和器官的可能性。2018年，中国科学院两个独立的科研团队先后报道了干细胞的过表达抗凋亡基因（BCL2/BCL2L1，BMI1），这类基因可以促使人胚干细胞高效地嵌合到小鼠

大鼠—小鼠干细胞的异种器官再造

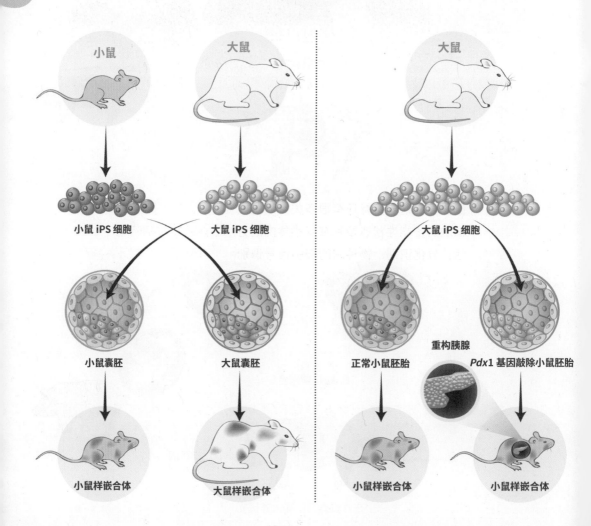

的胚胎中。研究结果提示我们干细胞的多能性状态并非是影响异种嵌合能力的唯一因素，通过提高细胞抗凋亡能力也能够解决人胚胎干细胞的异种嵌合问题。2019 年，中国科学家利用类似的方法将非人灵长类猴子的干细胞成功嵌合到了猪胚胎中，成功获得了嵌合胎儿，利用干细胞进行异种器官再造又向前迈进了一步。

第 6 天   第 8 天   第 10 天

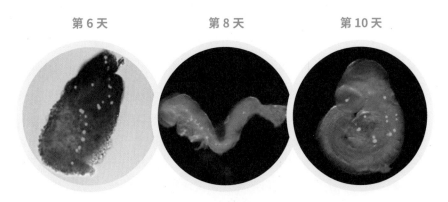

过表达抗凋亡基因的人胚干细胞在小鼠胚胎中实现嵌合

虽然利用干细胞的嵌合能力再造可供人类移植的器官的愿景美好，但要实现这一目标还有很多关键问题需要解决，如灵长类动物胚胎干细胞的多能性状态及其在异种体内的分化潜能还未完全清楚，细胞存活、分化识别、物种间的细胞信号识别、发育时程不匹配等关键科学问题尚未得到解决，各国科学家仍在为实现异种器官再造而努力。

知识窗

异种嵌合体技术：将一种动物的多能性细胞注射到另一个物种的早期胚胎、胎儿或成体中，得到一个具有两个物种来源嵌合体的方法。

四 干细胞与再生医学进展

中国干细胞转化之路

近年来，我国干细胞与再生医学领域研究快速发展，在体细胞重编程、干细胞多能性建立与调控、新型干细胞建立及应用等领域取得了一系列具有国际影响力的重大研究成果。2011—2015 年，《科学引文索引》（Science Citation Index，SCI）数据库共收录干细胞研究相关论文 115697 篇，其中我国发表论文 19145 篇，数量仅次于美国，居世界排名第二位。我国干细胞领域的整体研究水平已跻身世界前列。相信未来，更多有影响力的原创基础科研成果将在中国科学家手中诞生。

我国干细胞临床转化一直在崎岖中前行。10 年前，干细胞转化路径尚不清晰，市场上乱象横生，从美容院、小诊所到三甲医院，一批缺乏理论依据和技术沉淀的干细胞美容、干细胞治疗、干细胞抗衰老产品披着"不老药"的外衣被大肆宣传和滥用，在国内、国际引起了众多质疑。但事实上，除造血干细胞治疗血液疾病外，原国家卫生部未曾批准任何一项干细胞治疗项目。2011 年，原国家卫生部与国家食品药品监督管理总局联合发布了《关于开展干细胞临床研究和应用自查自纠工作的通知》，暂停了一切干细胞临床研究及应用。干细胞临床研究一度陷入停顿。

在经历了干细胞应用乱象、"技术"与"药品"之争等一系列事件后，原国家卫生和计划生育委员会和国家食品药品监督管理总局共同或分别颁布了一系列法规、原则和指导意见，明确细胞制品将按药品评审原则进行规范管理，医疗机构是干细胞制剂和临床研究质量管理的责任主体，并启动了干细胞临床研究机构和临床研究项目的备案。

2015 年，原国家卫生和计划生育委员会和国家食品药品监督管理总局颁布了《干细胞临床研究管理办法（试行）》和《干细胞制剂质量控制及临床前研究指导原则（试行）》。2017 年 12 月，国家食品药品监督管理总局颁布了《细胞治疗产品研究与评价技术指导原则（试行）》，对干细胞制剂的采集、分离、特性、质量要求和临床应用等提出了基本要求，明确了在临床使用前应对干细胞制剂的安全性和生物学效应进行合理评价，以确保干细胞制剂临床应用的安全性和有效性。同时，中国食品药品检定研究院也制定了适合临床应用的临床级细胞检测标准。上述政策法规逐渐将我国的干细胞新药研发引入了正轨。截至 2020 年年底，国家食品药品监督管理总局共受理了 16 项干细胞药物的注册申请，但目前尚无产品上市。与美国、日本等国家的 500 多种干细胞药物的研发相比，我国在干细胞转化研究领域仍存在差距。

我国干细胞临床研究部分重要进展

2015 年
《干细胞临床研究管理办法（试行）》发布，这是我国首个针对干细胞临床研究进行管理的规范性文件。

2016 年
原国家卫生和计划生育委员会公布了首批 30 家干细胞临床研究机构备案。

2017 年
我国正式通过了首批 8 项干细胞临床研究的国家备案。

2017 年
国际首例利用干细胞分化细胞治疗帕金森综合征的临床研究启动。

2017 年
我国发布首个《干细胞通用要求》，在促进干细胞转化研究等方面发挥重要作用。

2019 年
《人胚胎干细胞》标准发布，这是中国乃至国际首个针对胚胎干细胞的产品标准。

2020 年
CAStem 细胞注射液获得药物临床批件用于治疗新冠肺炎导致的急性呼吸窘迫综合征。

2020 年
我国干细胞临床研究备案机构增至 111 家，备案项目超过 100 项。

干细胞临床备案项目启动

2011 年，中国科学院正式启动实施了"干细胞与再生医学研究"战略先导科技专项。此后，我国干细胞与再生医学临床研究取得了一系列突破性进展。中国科学家开展了世界首次自体骨髓干细胞或异体脐带间充质干细胞结合胶原生物支架治疗子宫内膜严重粘连及卵巢早衰的研究，两位患者分别于 2014 年及 2018 年诞下健康婴儿。这项研究的成功为女性生殖系统各类难治疾病的治愈创造了可能。

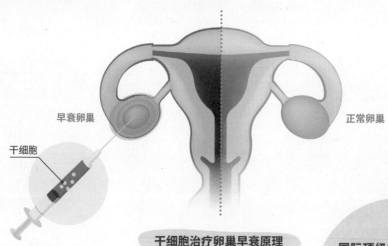

早衰卵巢　　　正常卵巢

干细胞

干细胞治疗卵巢早衰原理

国际顶级期刊《自然》杂志报道了我国启动的首批国家备案的 2 项基于胚胎干细胞分化细胞的临床研究

2017 年 4 月，我国正式通过了首批 8 项干细胞临床研究的国家备案，其中包括 2 项基于人胚干细胞临床研究的项目。值得一提的是，同年 6 月 2 日，《自然》杂志刊登文章报道了我国启动的首批国家备案的 2 项基于人胚干细胞分化细胞的临床研究。相比于以往国际主流媒体对中国干细胞临床研究和管理制度的苛责，这次报道第一次没有以"负面"的观点评价中国干细胞临床研究的进展。

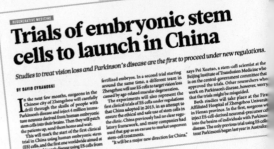

REGENERATIVE MEDICINE

Trials of embryonic stem cells to launch in China

Studies to treat vision loss and Parkinson's disease are the first to proceed under new regulations.

BY DAVID CYRANOSKI

我国首批 8 项干细胞临床研究项目通过备案

序号	项目名称	机构名称	地区
1	自体骨髓"间充质干细胞心梗注射液"移植治疗急性心肌梗死的随机、双盲、安慰剂对照、多中心临床试验	中国医学科学院阜外医院	北京市
2	神经干细胞治疗小儿脑性瘫痪的临床研究	大连医科大学附属第一医院	辽宁省
3	卵巢早衰合并不孕症患者脐带间充质干细胞移植干预的临床研究	南京大学医学院附属鼓楼医院	江苏省
4	卡泊三醇＋银屑灵优化方联合脂肪原始间充质干细胞治疗中重度寻常型银屑病的随机双盲对照试验	广东省中医院	广东省
5	人自体支气管基底层细胞治疗间质性肺病的临床研究	上海市东方医院	上海市
6	异体脂肪来源间充质祖细胞治疗膝骨关节炎的临床研究	上海交通大学医学院附属仁济医院	上海市
7	人胚胎干细胞来源的神经前体细胞治疗帕金森综合征	郑州大学第一附属医院	河南省
8	人胚胎干细胞来源的视网膜色素上皮细胞治疗干性年龄相关性黄斑变性	郑州大学第一附属医院	河南省

扫一扫

　　2017 年，以中国科学院动物研究所为依托单位，筹建了中国科学院干细胞与再生医学创新研究院，研究院面向国家生命与健康领域的重大需求，会聚了最具创新活力的优秀人才和团队，以期打造具有重大国际影响力的干细胞与再生医学研究、应用与转化高地，成为未来中国干细胞与再生医学研究的重要基地之一。请扫描二维码，更具体地了解中国科学院干细胞与再生医学创新研究院。

《中国科学院干细胞与再生医学创新研究院》

截至 2020 年年底，我国正式的干细胞临床研究备案机构增至 111 家，干细胞临床研究项目已超百项，涉及疾病包括帕金森综合征、视网膜色素变性、卵巢早衰、老年性黄斑变性、半月板损伤等。所利用的细胞包括多能干细胞衍生细胞、神经干细胞、各种来源的间充质干细胞（脂肪、脐带、骨髓）等。

国际干细胞领域研究进展

干细胞与再生医学的发展，迅速引起各国政府和公众的重视和关注，在全球掀起了干细胞研究的热潮。2015 年，欧洲首个干细胞治疗产品 Holoclar 获得欧盟委员会的有条件批准，用于因物理或化学因素导致的中度至重度角膜缘干细胞缺乏症（LSCD）的治疗。在此前的临床试验中，干细胞产品能够修复眼部角膜损伤，并改善或解决疼痛、畏光等症状，同时可改善患者的视敏度。Holoclar 不仅能够作为角膜移植的替代疗法，还可以在大范围眼部损伤的情况下增加角膜移植成功的概率。

2016 年，澳大利亚的一家公司研发的干细胞产品 Temcell 获得批准在日本销售。产品的主要活性成分是从人骨髓中提取出来的间充质干细胞，用于治疗移植物抗宿主病，从本质上来讲为一种异体来源的干细胞治疗方法。

角膜干细胞修复眼部角膜损伤

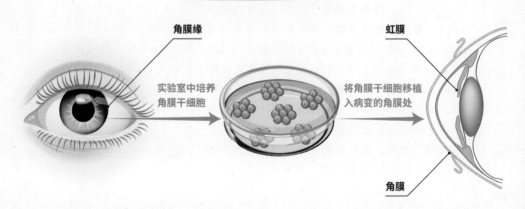

角膜缘　　　　　　　　　　　　　　　　　　虹膜

实验室中培养角膜干细胞　　　　将角膜干细胞移植入病变的角膜处

角膜

截至 2019 年 10 月，国际上开展了超过 3 万项细胞相关临床研究，共有 48 个细胞产品获得批准上市，包括 8 个干细胞药物产品。

国际上已经获批的干细胞产品

名称（厂家）	成分	适应证	批准日期 / 国家或地区	性质
Hearticellgram-AMI (Pharmicell)	自体骨髓 MSC	急性心肌梗死	2011 年 韩国	干细胞药物 条件性批准
Cartistem (Medipost)	异体骨髓 MSC	骨关节炎	2012 年 韩国	干细胞药物 条件性批准
Cuepistem (Anterogen)	自体骨髓 MSC	克罗恩病	2012 年 韩国	干细胞药物 条件性批准
Prochymal (Osiris Mesoblast)	异体骨髓 MSC	移植物抗宿主病（GVHD）	2012 年 加拿大 / 新西兰	孤儿药 条件性批准
Temcell (JCR)	异体骨髓 MSC	移植物抗宿主病（GVHD）	2015 年 日本	干细胞药物 澳大利亚 Mesoblast 相关技术许可日本 JCR
Holoclar (Chiesi Farmaceutici)	自体角膜缘 干细胞	角膜缘干细胞缺乏症	2015 年 欧盟	孤儿药 条件性批准 基于回顾性研究开发的 干细胞药物
Alofisel (Takeda)	异体骨髓 MSC	克罗恩病	2018 年 欧盟	孤儿药
Stempeucel (Stempeutics)	异体骨髓 MSC	血栓闭塞性脉管炎	2020 年 印度	干细胞药物 批准

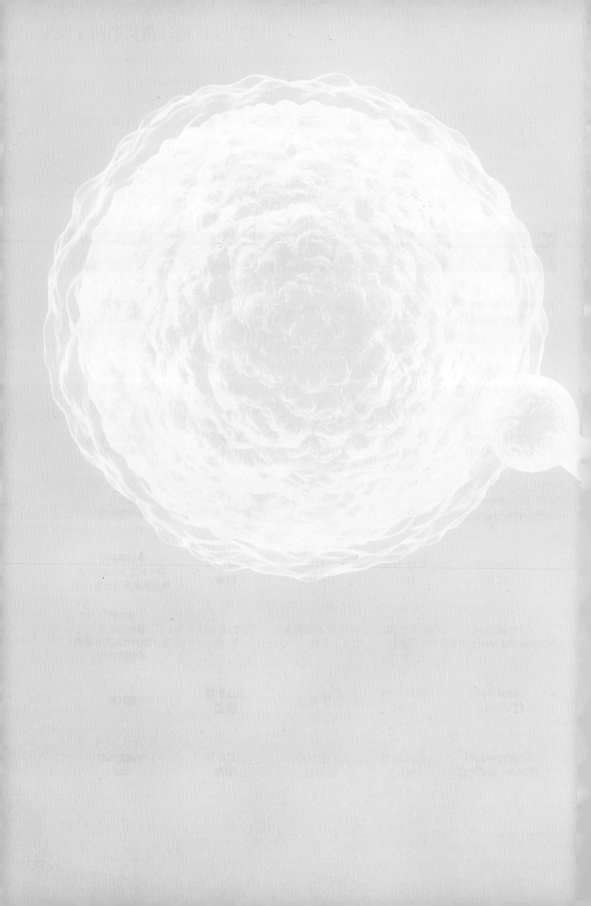

第四章
干细胞研究的高光时刻

　　数百年来，随着现代生命科学研究的发展，人们已经逐步了解和认识了一些关于起源、进化、繁殖、衰老等生命运行的基本规律。这些知识的获取和应用，对人类认识和改变自身命运至关重要。特别是近年来干细胞技术的发展，为人们开展生命科学研究，认识生命运行规律提供了一种前所未有的工具。

　　在本章中我们将了解到人们如何利用干细胞技术研究和调控哺乳动物胚胎的生殖与发育，理解生命的意义和本质；如何从自然界存在的发育规律中得到启示，研究和开发干细胞的发育潜能并为己所用。未来，人们将利用所携带的生殖细胞在太空中实现啮齿类动物生命的孕育，在探索外太空的道路上实现种群的延续。

一 开启生命新征程

生命固有的"程序"

　　哺乳动物的生命起始于精子与卵细胞结合形成的受精卵，后者最终会发育成胎儿，标志着一个新生命的诞生。从受精这一刻起，胚胎仿佛被立刻注入了某些程序，在漫漫生命历程中，所有关于个体生长、发育、衰老、疾病的程序都将被确定下来。似乎注定了生命的某时、某刻将会发生某些特定的发育事件，无论是啮齿类动物小鼠，还是更高级的灵长类动物，哪怕是处于金字塔顶端的人类都将如此。

**生命起始于
受精过程**

　　经历了短暂的早期胚胎发育阶段后，胚胎将逐渐形成三个细胞谱系，它们分别是上胚层（EPI）、滋养外胚层（TE）和原始内胚层（PrE）。随后，位于胚胎外侧的滋养外胚层开始植入子宫，胚胎进入快速分裂期，不仅细胞的数目快速增加，细胞的形态也发生着剧烈的变化。胚胎很快开始原肠运动（Gastrulation），形成具有外胚层、中胚层和内胚层结构的原肠胚。

　　最终，位于胚胎外侧的滋养外胚层细胞发育成胎盘，负责胎儿和母体之间的物质交换；位于胚胎内侧的上胚层则分化为多种细胞类型，最终发育成胎儿；位于胚胎中间的原始内胚层则发育成卵黄囊等胚外组织。以哺乳动物为代表的多细胞生物，在其发育进程中不仅有复杂的多细胞谱系的分化，且分化的细胞还需要精密、有序地组织到一起，才能形成复杂的生物结构并发挥正常的生物学功能。

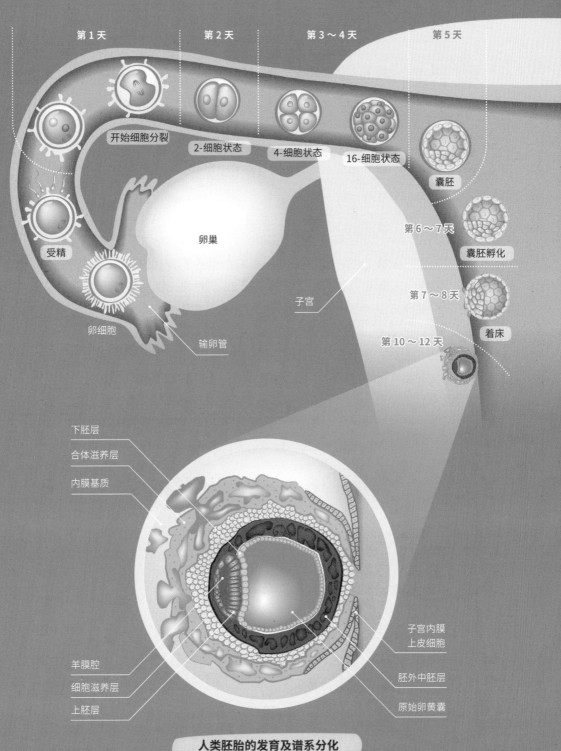

人类胚胎的发育及谱系分化

体外构建新生命

看似自然界永恒的"定律"，正因干细胞研究的深入而不断地更新。人们能否打破经典的精、卵结合法则，将各种不同类型的干细胞在体外结合，实现生命的体外重构呢？

近些年来，科学家利用干细胞模拟胚胎发育的进程，以期实现胚胎的体外重构。2014年，英国科学家利用天然的生物材料模拟体内生理环境，在体外实现了胚胎干细胞向"玫瑰花结"（Rosette）样胚胎的转化，实现了仅由胚胎干细胞就发育形成了体内胚胎5.0天形态。随后，他们将小鼠胚胎干细胞与滋养层干细胞在基质胶中混合，在体外发育成为一种被称为"ETS"的胚胎，能更准确地模拟胚胎结构和发育模式。2019年，美国科学家在《细胞》杂志上发表文章，他们利用拓展多能干细胞在体外自组装成一种类似囊胚的结构（EPS-blastoids），该结构在形态和细胞谱系分化上与体内发育的囊胚更加相似。尽管这些重构胚胎在植入子宫后均发育异常，但这些成果标志着体外胚胎发育和生命探索研究迈出了重要的一步，为干细胞直接发育成生命提供了理论支持。

利用小鼠 ES 细胞和 TS 细胞体外重构胚胎

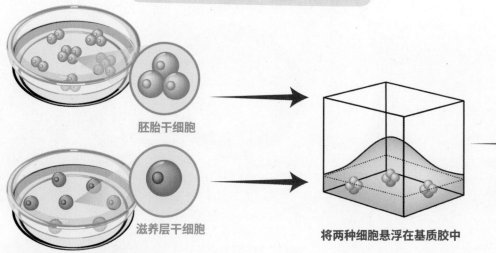

胚胎干细胞

滋养层干细胞

将两种细胞悬浮在基质胶中

小鼠胚胎干细胞和滋养层干细胞

科学家正在尝试改写"生命法则"的篇章，但这还远远不够。上述报道的体外模拟胚胎结构都不能完美地复制体内的真实状态。这意味着还需要引入更完善的体系来构建现有的框架，其中一种就是引入生物材料，借助并调控生物材料的性质，使其更好地模拟细胞外基质，从而利于细胞的延展和信号传递。如果将细胞比喻成一只蜘蛛，那细胞外基质就像蛛网，随着蜘蛛的活动，蛛网也会发生变化。因此，生物材料的引入可以更真实地模拟体内细胞外基质的微环境，同时为探索生物材料与干细胞的相互作用及命运调控提供了一个新的研究方向。

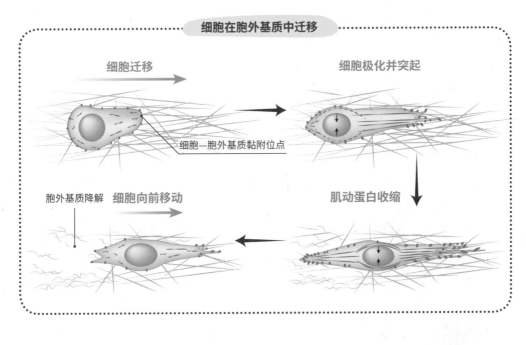

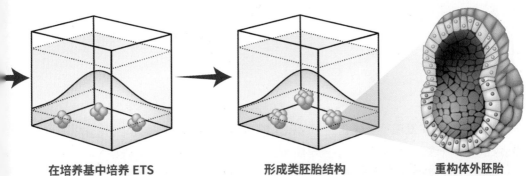

在培养基中培养 ETS　　　　　形成类胚胎结构　　　　　重构体外胚胎

细胞命运的决定

我们知道，一个哺乳动物个体中全部的细胞来源于受精卵，那么在受精卵形成的那一刻，被注入的那些特定的"程序"将在何时启动决定胚胎的发育命运呢？这是生命科学领域重要的问题之一。

在此前的研究中，人们已经大致清楚，小鼠的早期胚胎最早在4-细胞期甚至在2-细胞晚期的不同卵裂球之间就出现了细微的差异。此前已知的细胞命运决定的分子差异最早出现在4-细胞时期。那么在更早的2-细胞时期，胚胎是否有可能已经启动了细胞命运的选择呢？

胚胎细胞第一次命运决定发生在4-细胞时期理论

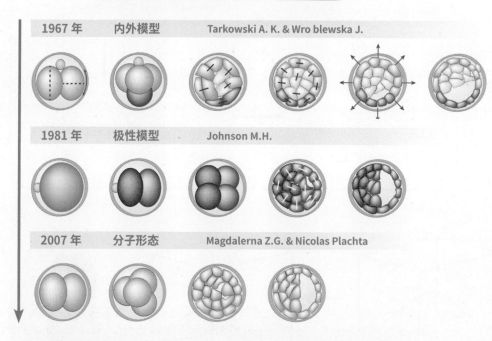

1967 年	内外模型	Tarkowski A. K. & Wro blewska J.
1981 年	极性模型	Johnson M.H.
2007 年	分子形态	Magdalerna Z.G. & Nicolas Plachta

此前，科学家发现了一段名为 LincGET 的长链非编码 RNA（Long non-coding RNA，lncRNA）对小鼠早期胚胎的发育至关重要。研究发现，如果小鼠的胚胎想要发育超过 2-细胞时期，在受精卵中就必须要有 LincGET 的存在。

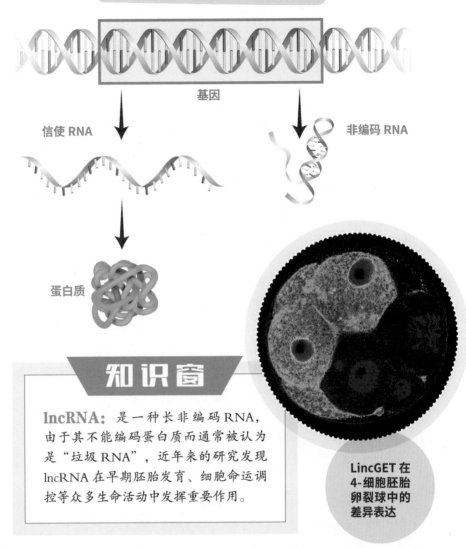

被称为"垃圾 RNA"的非编码 RNA

基因

信使 RNA

非编码 RNA

蛋白质

知识窗

lncRNA：是一种长非编码 RNA，由于其不能编码蛋白质而通常被认为是"垃圾 RNA"，近年来的研究发现 lncRNA 在早期胚胎发育、细胞命运调控等众多生命活动中发挥重要作用。

LincGET 在 4-细胞胚胎卵裂球中的差异表达

　　鉴于 LincGET 在小鼠胚胎发育中具有如此重要的功能，科学家对 LincGET 在早期胚胎命运决定中的作用及机制进行了进一步探索。研究发现，LincGET 的表达水平在小鼠 2-细胞期和 4-细胞期的各个卵裂球之间是不均等的。通过显微注射的方法在 2-细胞胚胎的一个卵裂球中过表达 LincGET，能使该卵裂球倾向于发育成为内细胞团。这项研究让我们认识到，对于哺乳动物早期胚胎早在 2-细胞时期卵裂球的发育命运即被确定了下来，为我们理解胚胎发育的命运和细胞多能性提供了理论参考。

胚胎发育的"重要时刻"

　　胚胎经过了早期的发育，随后就要到子宫中完成着床和孕育，发育成为新的生命。此前，科学家对于哺乳动物胚胎发育的研究多集中在胚胎发育早期，延长胚胎的体外发育时长，就可以为科学家提供更长的"窗口期"研究胚胎发育和着床的奥秘。1982 年，韩国科学家将小鼠胚胎体外培养到 9.5 天。然而，与人最为接近的非人灵长类胚胎的体外发育一直未能获得突破。如果非人灵长类动物胚胎发育进程可以跨越着床阶段，这将为科学家深入研究生命发育进程开辟新的道路。

　　英国发育生物学家路易斯·沃伯特（Lewis Wolpert）曾提出："人一生最重要的时刻不是出生、结婚和死亡，而是原肠运动。"所谓的原肠运动是哺乳动物胚胎细胞迁移形成外胚层（Ectoderm）、内胚层（Endoderm）、中胚层（Mesoderm）的重要发育阶段，为胚胎体轴的建立和器官的发生、发育奠定基础。如果早期胚胎发育和原肠运动发生异常，可能会导致妊娠失败和出生后器官缺陷等重大疾病，原肠运动的发生可谓是胚胎发育的"重要时刻"。

胚胎的细胞逐步分化、迁移形成三胚层结构

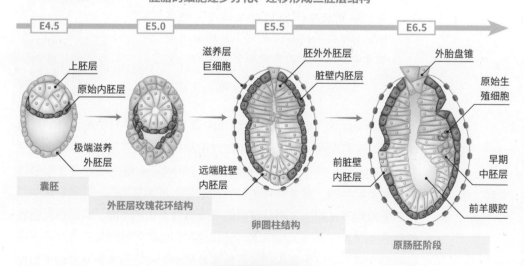

小鼠胚胎的原肠运动

　　2019 年，中国的两支科研团队分别采用了不同的方法建立了非人灵长类动物胚胎体外培养系统，体外培养的食蟹猴囊胚可发育至受精后约 20 天，达到原肠运动早期阶段。这些研究证明非人灵长类动物胚胎可以在没有母体支撑的情况下体外发育至原肠运动，并重现了灵长类动物早期胚胎发育的几个关键事件。随着非人灵长类胚胎体外发育体系的不断完善和优化，相信未来这些技术体系的开发和利用将为人类胚胎发育和疾病的研究提供新的平台和线索。

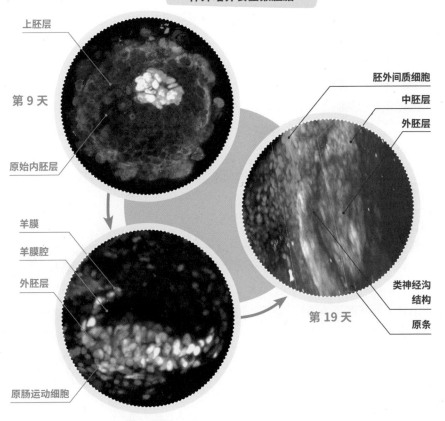

体外培养食蟹猴胚胎

上胚层

第 9 天

原始内胚层

胚外间质细胞

中胚层

外胚层

羊膜

羊膜腔

外胚层

类神经沟结构

原条

第 19 天

原肠运动细胞

第 16 天

　　尽管科学家对"生命"发育的过程已经有了一定的了解，但其中依然有许多"黑匣子"亟待解决。延长胚胎的体外发育时长的意义不言而喻，它不仅可以帮助科学家填写"生命法则"的空白，更为诠释什么是"生命"提供了全新的视角。

二 独树一帜的单倍体干细胞

一种"特殊"的无性生殖

回顾《西游记》里一段关于孙悟空出生的精彩描述："山上有一仙石，石产一卵，见风化一石猴。"从石缝中蹦出来的孙悟空既没有父亲也没有母亲，这也许是中国古代对于"无性生殖"的理解。吴承恩笔下的孙悟空诞生几百年后，在遥远的英国，一只名叫"多莉"的克隆羊出生了，从一个细胞发育而来的"多莉"和孙悟空一样，从某种形式上讲是一种无性生殖的产物。"多莉"的出生标志着哺乳动物突破了有性生殖的枷锁，也能像某些低等动植物一样通过无性生殖获得后代，无性生殖从神话故事变为了现实。

在自然界，包括人类在内的哺乳动物采取有性生殖的模式繁衍后代。但是克隆技术的出现改变了这一切——不需要精子和卵细胞的结合，只需要从动物身上提取体细胞就可以发育成为胚胎，再将胚胎植入雌性动物体内，就可孕育出新的个体，可以说也是一种"无性生殖"。如今，不依赖于精卵结合就能获得高等动物后代的方法已经远不仅局限于"克隆"技术。

2012 年，中国科学家通过类似克隆的方式，成功地将精子变身成为一种干细胞，并将其命名为"单倍体胚胎干细胞"（Haploid Embryonic Stem Cell, haESC）。这种神奇的干细胞既具有干细胞的特征，又能行使类似精子的功能——使卵细胞受精而获得后代。那么这些单倍体胚胎干细胞是如何获得的呢？

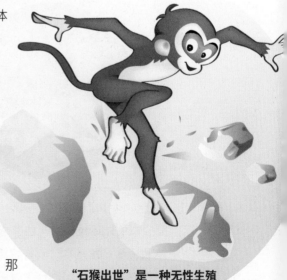

"石猴出世"是一种无性生殖

独树一帜的单倍体干细胞

大多数动植物的细胞是由二倍体或多倍体构成的。然而，仍然有一些诸如酵母、拟南芥和蜜蜂（如雄蜂）等动植物个体以单倍体（细胞中仅含有单套染色体）形式存在。那么在精子和卵细胞之外，哺乳动物的细胞是否能够以单倍体的形式存在呢？

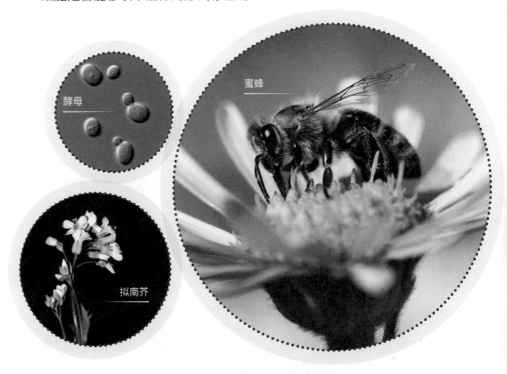

酵母

蜜蜂

拟南芥

以单倍体形式存在的几个物种

2011年，美国哥伦比亚大学干细胞研究中心的安东·武兹（Anton Wutz）从小鼠输卵管中采集到卵细胞，用人工激活的方式让卵细胞发育成单倍体孤雌胚胎，后者可体外培养为囊胚，进一步可建立成为单倍体胚胎干细胞。他们采用了一种被称为流式细胞仪的设备，将单倍体的干细胞反复地筛选出来，建立了可稳定传代的孤雌单倍体胚胎干细胞（Parthenogenetic Haploid ESC）。

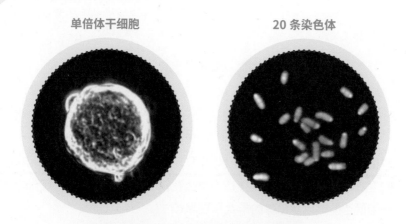

单倍体干细胞　　　　　　20 条染色体

具有单套染色体的小鼠单倍体胚胎干细胞

　　然而，从精子"变身"为单倍体胚胎干细胞的过程就没有这么简单了。2012 年，中国科学院的两个科研团队将一枚小鼠精子注入去除细胞核的卵细胞中，得到只含有单套染色体的重构胚胎，这些重构胚胎可以继续发育成囊胚。随后，囊胚被转移至干细胞的培养液中继续生长，最终得到了孤雄单倍体胚胎干细胞（Androgenetic Haploid ESC）。这种干细胞具有典型的干细胞特征，而重要的是继承了来源于精子的 20 条染色体，是一种具有单套染色体的干细胞。这是科学家首次建立了来源于精子的单倍体胚胎干细胞系。

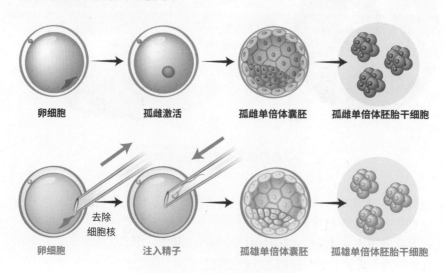

卵细胞　　　　　　　孤雌激活　　　　　孤雌单倍体囊胚　　孤雌单倍体胚胎干细胞

去除
细胞核

卵细胞　　　　　　　注入精子　　　　　孤雄单倍体囊胚　　孤雄单倍体胚胎干细胞

孤雌和孤雄单倍体胚胎干细胞的建立

成功获得孤雄单倍体胚胎干细胞让科学家备受鼓舞，这些来源于精子的干细胞是否能替代精子让卵细胞受精呢？科学家将携带有绿色荧光蛋白（Green Fluorescent Protein，GFP）标记的小鼠孤雄单倍体胚胎干细胞注射到卵细胞中，形成二倍体胚胎，后者被移植进代孕小鼠的子宫中。在其中的一次实验中，科学家用单倍体干细胞制备了241枚"受精"胚胎，最终有6只健康的小鼠顺利出生。这说明，作为精子"替身"的单倍体胚胎干细胞已能够承担使卵细胞受精的重任，而人工构建的"受精卵"可以继续发育成健康的胎儿。利用特殊的显微镜我们能够观察到单倍体胚胎干细胞后代小鼠中携带了绿色荧光蛋白，这意味着我们可以将单倍体胚胎干细胞用作一种遗传信息携带的工具，制备基因编辑动物模型。

经过科学家一系列极富想象力的实验，他们已经证明了孤雄单倍体胚胎干细胞可以替代精子使卵细胞受精获得后代，理论上利用一枚精子便可以获得几乎无限的"替身"，就好比《西游记》里的孙悟空拔出一根汗毛就可以变出众多孙悟空。单倍体胚胎干细胞技术在推动基础研究进展的同时，也将有望开发成为一种崭新的辅助生殖技术，不仅有望使临床上少精症或无精症患者获得自己的后代，也可能为精子基因缺陷修复提供技术手段。

科学实验

观察转基因小鼠的"神秘绿光"

绿色荧光蛋白是最早在水母中被发现的一种的荧光蛋白，常被用于干细胞的标记和体内、体外示踪。绿色荧光蛋白的吸收光谱最大峰值为395纳米，副峰为470纳米（蓝光），发射光谱最大峰值为509纳米（绿光）。我们将利用蓝光LED手电筒（波长为460～470纳米）并配合黄色滤光片，带你观察绿色荧光蛋白转基因小鼠身上发出的"神秘绿光"。

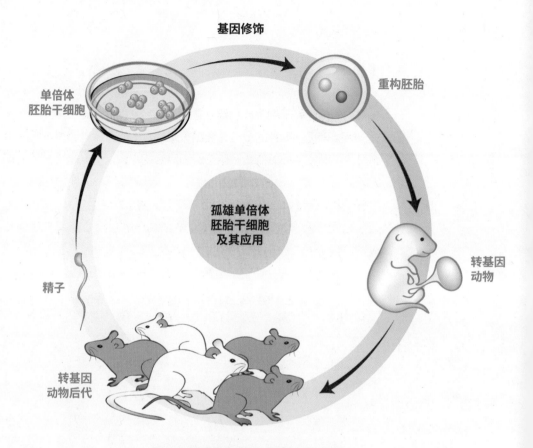

基因修饰

单倍体
胚胎干细胞

重构胚胎

孤雄单倍体
胚胎干细胞
及其应用

转基因
动物

精子

转基因
动物后代

扫一扫

科学家建立了一种新型的哺乳动物多能干细胞——单倍体干细胞。这种从哺乳动物的精子或卵细胞中获得的干细胞背负了特殊的使命，它既能够像普通干细胞一样无限扩增、繁殖，又能在必要的时候变身，替代精子或卵细胞作为生殖细胞繁育后代。科普视频《神奇的女儿国之水：利用干细胞技术实现哺乳动物同性生殖》，为你介绍一场关于单倍体干细胞的神奇"变性手术"。

《神奇的女儿国之水：
利用干细胞技术实现哺
乳动物同性生殖》

异种杂合细胞

　　小鼠单倍体胚胎干细胞成功建立之后，科学家相继获得了大鼠、非人灵长类、人类等不同物种的单倍体胚胎干细胞。他们有了一个更大胆的想法：如果将不同物种的单倍体胚胎干细胞融合在一起，又会碰撞出什么样的火花呢？

　　自然界中，同一物种的不同品系之间可以进行个体杂交的并不罕见，在进化生物学、发育生物学和遗传学中有着广泛的应用。孟德尔利用不同豌豆植株之间的杂交总结出著名的"孟德尔遗传定律"，开启了现代遗传学的大门。"中国杂交水稻之父"袁隆平院士采用抗旱、抗倒伏的水稻品种和高产的水稻品种进行优势品种杂交，推动了水稻品种改良。然而，在动物中实现跨物种杂交往往存在着一些壁垒。

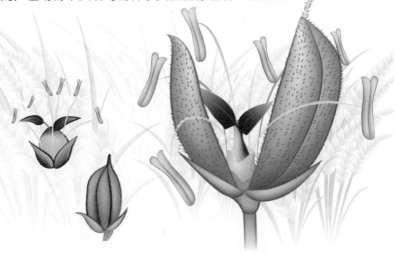

杂交水稻解决了我国粮食短缺的问题

　　高等动物中普遍存在着生殖隔离的现象，即不同物种间的动物一般不会互相交配而产生后代。偶尔物种间的杂交也只能在近亲物种间发生，并且两个物种间的遗传距离不能太远，其生物学特性还要相似。杂交物种在自然界中也是十分罕见的，比如马和驴杂交得到骡子，狮子和老虎杂交得到狮虎兽，这些杂交个体很难再继续繁衍得到后代。

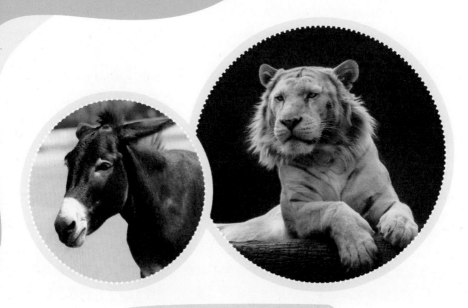

种间杂交动物骡子（左）和狮虎兽（右）

在此前的研究中，科学家利用细胞融合技术人为地创造出多种远亲物种间的杂合细胞，如小鼠 - 大鼠、人 - 啮齿类、人 - 牛等杂交细胞。但是这些细胞大多是由干细胞和体细胞直接融合产生的四倍体，基因组不稳定，往往出现大量染色体丢失的情况，且几乎没有分化能力。如果来自不同物种的单倍体干细胞相遇，能否绕开生殖隔离的屏障，获得一种稳定状态的异种杂合细胞呢？

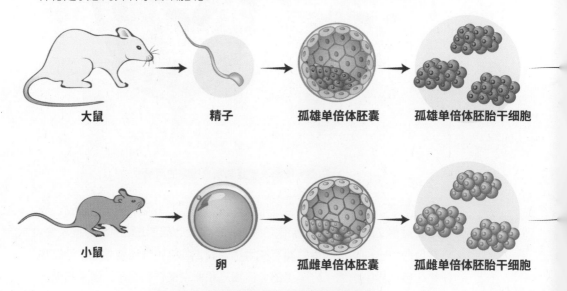

| 大鼠 | 精子 | 孤雄单倍体胚囊 | 孤雄单倍体胚胎干细胞 |

| 小鼠 | 卵 | 孤雌单倍体胚囊 | 孤雌单倍体胚胎干细胞 |

建立小鼠 - 大鼠异种二倍体杂合干细胞

于是，科学家利用细胞融合技术将小鼠和大鼠两个物种的单倍体胚胎干细胞融合在了一起，获得了异种杂合二倍体胚胎干细胞。这标志着科学家成功绕开了小鼠和大鼠的精卵融合后无法发育的生殖隔离障碍。

研究表明，这类杂交细胞具有胚胎干细胞的分化能力，甚至能够分化形成早期的生殖细胞，并且在培养和分化过程中保持基因组的稳定性。融合而成的异种杂合细胞含有来自小鼠的 20 条染色体及来自大鼠的 21 条染色体，共计 41 条，这是一种全新的干细胞。

利用杂合细胞这种新的研究工具，科学家尝试回答一些有趣的问题，例如，在杂合细胞中哪个物种在基因表达上占据优势。有意思的是，通过基因表达分析发现，在异种杂合二倍体细胞中，两个物种在不同的基因中各自占据了一定的优势，势均力敌。

异种杂合干细胞的发育潜能也引发了科学家的兴趣。把异种杂合干细胞分别注射到正常的小鼠和大鼠胚胎中，它们就能参与到胚胎的发育中，分化为各种不同功能的细胞类型，获得嵌合体动物。

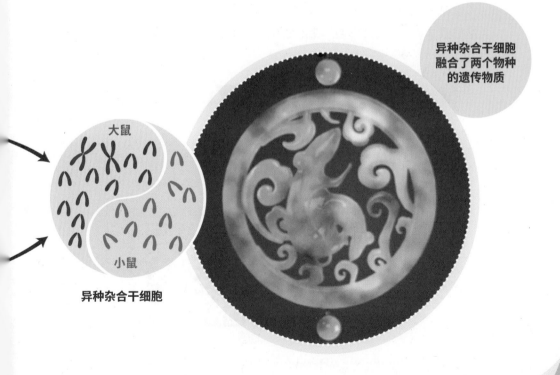

异种杂合干细胞融合了两个物种的遗传物质

大鼠

小鼠

异种杂合干细胞

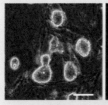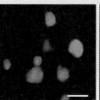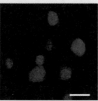

白光　　　　　绿色荧光蛋白　　　　红色荧光蛋白

**小鼠 - 大鼠异种
二倍体杂合细胞**

同时表达来源于小
鼠的绿色荧光蛋白
和来源于大鼠的红
色荧光蛋白

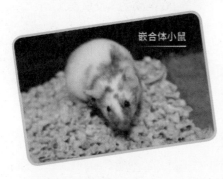

嵌合体小鼠

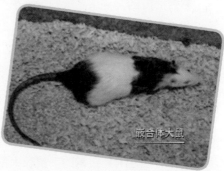

嵌合体大鼠

这些异种杂合二倍体干细胞为科学家提供了一种生物进化、发育和遗传学等领域研究的新工具，相信随着时间的推移会有更多的新发现。未来，我们是否能够通过单倍体胚胎干细胞融合的方式再造一个全新的物种呢？让我们拭目以待。

科学实验

不同物种进化树分析

在物种进化过程中，不同物种同源基因序列会独立发生遗传变异。人们常使用某个或多个基因序列的对比分析，以研究不同物种之间亲缘关系的远近。我们将以多能性基因 *Oct-4* 为例，利用生物信息学软件分析该基因在人、小鼠、兔子等物种中的序列差异，构建分子进化树，进而确定物种进化的亲缘关系。

干细胞技术突破性别枷锁

低等动物的独门秘籍

对于高等的哺乳动物来说，精卵结合是新生命诞生的必经之路。然而，自然界中存在很多物种，它们的生殖方式远比有性生殖更为有趣。

灯塔水母（*Turritopsis nutricula*）是一种生活在热带海域的小型水母，它们的繁殖方式可谓是令人瞠目结舌，成年的灯塔水母在经受饥饿、温度或海水盐度的变化时，能够转变成更年轻的幼体，从而实现理论上的"永生"。经过更仔细的研究后，科学家发现所谓更年轻的幼体是成年水母通过无性生殖方式产生的后代。无性生殖也存在于蚂蚁及蜜蜂这些高度群居的昆虫当中。以蜜蜂为例，如果蜂王产生的卵细胞没有受精，就会发育成蜂群中的雄蜂，这种仅靠雌性获得后代的特殊生殖方式就是孤雌生殖（Parthenogenesis）。

灯塔水母在特定情况下通过无性繁殖来繁殖后代

雄蜂的细胞中只有来自蜂王的一套染色体，而工蜂的细胞包含了由蜂王和雄蜂分别贡献的两套染色体。

蜂王（二倍体）　　　雄蜂（单倍体）

雄蜂（单倍体）　　　工蜂（二倍体）

从进化角度看，脊椎动物远比水母和蜜蜂更为"高级"。不过，即使是在高等的脊椎动物中，某些物种偶尔也会采用孤雌生殖方式。有多种鱼类、两栖类的蛙以及爬行类的蜥蜴，其雌性个体都可以不需要经过与雄性的交配，自己生下后代。甚至某些禽类有时也是如此，比如有极少数未受精的鸡蛋能够孵化出小鸡。孤雌生殖作为有性生殖的补充，能在个体处于环境恶劣或缺乏雄性的情况下，维持个体的繁衍与种群的更新。

扫一扫

对于大多数高等生物而言，都有两个性别，即雌性和雄性。不同的性别决定了生物性特征的差异，同时也推动了物种的繁衍与进化。那么，是什么决定了生物的性别呢？科普动画《性别决定系统：远非你所想的那么简单》将为你讲解不同生物之间的性别是如何决定的，以及在地球生物系统中扮演着怎样的角色。

《性别决定系统：远非你所想的那么简单》

基因组上的锁

此前，科学家利用卵细胞孤雌激活人工构建出二倍体的孤雌胚胎，但这些胚胎在着床后无法正常发育。这个结果暗示了哺乳动物中雌性和雄性配子的基因组存在着某些差异，并被认为是阻碍哺乳动物孤雌生殖的重要因素之一。

早在30年前，科学家就发现了哺乳动物第一个印记基因（Imprinted Gene）——小鼠胰岛素样生长因子2（*IGF2*），随后胰岛素样生长因子2受体（*IGF2R*）也被成功发现。前者为一个父源印记（沉默）基因，

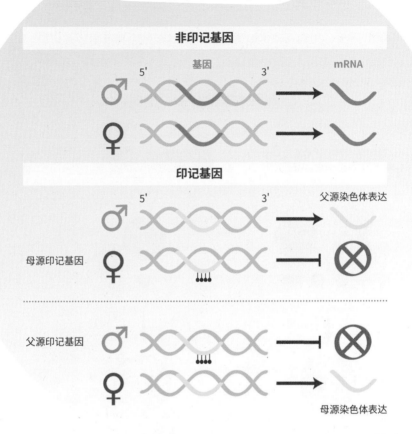

印记基因的工作及其作用原理

在胚胎发育后期仅在母源基因组上表达；而后者为一个母源印记基因，仅在父源基因组上表达。截至目前，科学家已经发现的印记基因超过200个，而这些印记基因的存在导致了哺乳动物必须通过两性配子结合的方式才能繁殖，进而避免种群基因库的退化，促进了遗传信息的交流与进化。

随后的研究发现，印记基因是一种单亲表达基因，也就是要么父亲染色体来源的基因表达，要么母亲来源的染色体基因表达。如果父母亲来源的两个基因都表达或都不表达，往往会引起严重的胚胎发育异常。这些基因的独特表达模式往往受到一段基因附近DNA序列片段甲基化状态的影响，DNA甲基化类似于贴在基因组上的"封条"。对于这种现象，一种有趣的假设认为，这些印记相关的基因多为胚胎发育后期表达的相关基因，往往决定了胎儿个体的大小或者独立生存能力。例如，从父亲的角度来讲，胚胎中的父源印记基因帮助胎儿尽可能获取母体营养，保证胎儿成长，以便出生后更好、更快地独立生存，将父亲的基因传递下去。而母源的印记基因则尽可能限制胎儿长大，节约母体的营养资源，从而降低生育所导致的风险。当然，关于这类基因存在的真实意义仍在进一步研究中。

印记基因表达模式对于胚胎发育的影响

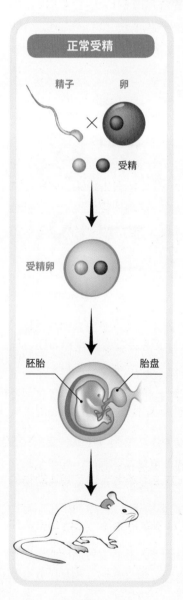

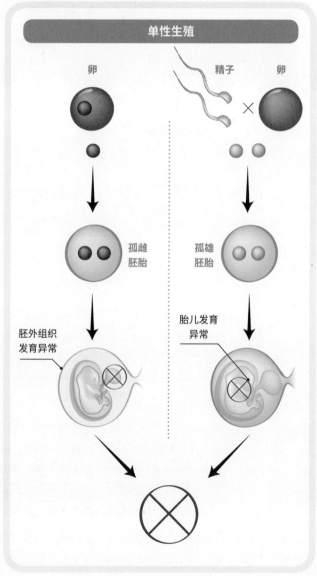

两个妈妈的后代

孤雌小鼠——
辉夜姬（Kaguya）

科学家想要揭开固封在哺乳动物生殖细胞上的"枷锁"。2004 年，日本科学家河野友宏（Tomohiro Kono）在未成熟的卵细胞中删除了一段名为 *H19* 的印记控制区段，然后通过一套复杂的核移植技术将此卵细胞与普通卵细胞融合，形成了一种新型的孤雌胚胎。研究人员把胚胎移植到代孕母鼠体内，最终成功得到了拥有两个"母亲"的孤雌小鼠。这是世界上第一只仅有母亲没有父亲的哺乳动物，被取名为"辉夜姬"（Kaguya）——日本神话传说中没有父亲的月亮女神。辉夜姬的诞生证实了哺乳动物孤雌生殖的可行性，这项研究成果引起了社会的广泛关注。令人疑惑的是，这只有两个母亲的孤雌小鼠存在发育异常，运动迟缓。那么接下来的问题就是：为什么仅改变一个印记区段即可实现孤雌生殖？导致辉夜姬发育异常的原因是什么呢？

2018 年，来自中国的两个科研团队对这些问题进行了探索。他们利用基因编辑技术，在小鼠卵细胞来源的孤雌单倍体胚胎干细胞中删除了 *H19* 和 *IG* 两个重要印记基因调控区段，使得它们的印记基因模式具有了类似于精子的印记基因表达状态。

在实验室中完成"性别"转换的干细胞被注射进卵细胞中，随后这些特殊构建的胚胎就发育成了存活的个体，成功地解除了在生殖细胞上存在的"封印"。由于孤雌单倍体胚胎干细胞和卵细胞分别来自两只雌性小鼠，这一方法简单地实现了哺乳动物的有两个母亲而无父亲的孤雌生殖。

进一步研究发现，随着细胞传代次数的增加，孤雌单倍体胚胎干细胞的"封印"逐渐被去除，并且所有的印记区段都呈现出类似原始生殖细胞的"无封印"状态。这就是此前仅删除两个印记区段就能获得孤雌小鼠的原因：实际上所有继承自卵细胞的印记基因，在孤雌单倍体胚胎干细胞中都经历了印记模式的"重新修正"。利用单倍体干细胞易于基因编辑的特性，研究人员进一步在孤雌单倍体胚胎干细胞中同时删除了 *H19*、*IG* 和 *Rasgrf*1 三个印记调控区段，进而获得了形态发育及体型大小均"正常"的孤雌来源个体。

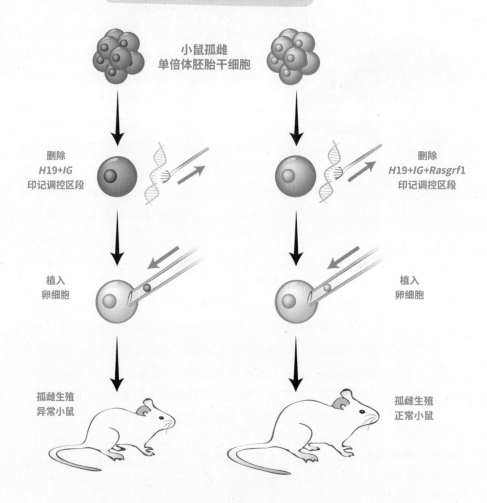

单倍体胚胎干细胞实现孤雌生殖流程

小鼠孤雌
单倍体胚胎干细胞

删除
H19+IG
印记调控区段

删除
*H19+IG+Rasgrf*1
印记调控区段

植入
卵细胞

植入
卵细胞

孤雌生殖
异常小鼠

孤雌生殖
正常小鼠

　　然而，更大的挑战在于低等脊椎动物中都不存在的有两个父亲而无母亲的"孤雄生殖"，是否能在哺乳动物中实现。

突破性别的枷锁

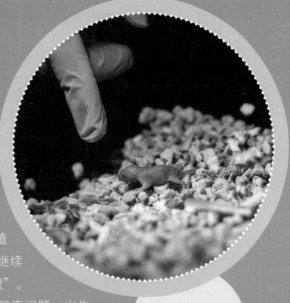

科学家将目光锁定在了孤雄单倍体胚胎干细胞上，他们在来源于精子的孤雄单倍体胚胎干细胞中，同样发现了类似原始生殖细胞的基因组 DNA 无"封印"的状态。通过一系列实验，科学家成功删除了孤雄单倍体胚胎干细胞中的 6 个印记基因，把它变成了类似卵细胞的印记状态，将其与另外一枚精子同时注射到小鼠去核卵中，并移植到代孕母鼠的子宫内。最终，这些胚胎可以继续发育，成功获得了只有两个父亲的"孤雄小鼠"。

然而，出生后的孤雄小鼠表现出了很多健康问题，出生后很快死亡。随后，科学家将另外一个重要印记基因 Gnas 进行了精确修饰，最终获得了存活时间稍长的双父亲小鼠。这是科学家首次获得具有两个父亲的孤雄小鼠，证实了在高等哺乳动物中，也能够实现孤雄生殖。

刚出生的双父亲
孤雄小鼠

扫一扫

中国科学家通过对单倍体胚胎干细胞进行印记基因修饰并利用该细胞进行复杂的胚胎操作，得到了世界上首只双父亲来源的小鼠。这一研究成果证实，即便在最高等的哺乳动物中，孤雄生殖也有可能实现。这意味着在基因层面上，科学家对性别的理解和掌控能力都有了进一步的提升。相信你看完科普视频《突破性别的枷锁：干细胞技术助力哺乳动物同性生殖》，会对哺乳动物生殖规律产生新的认识。

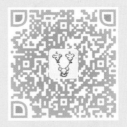

《突破性别的枷锁：
干细胞技术助力哺乳
动物同性生殖》

四 奇妙的配子分化

设计精巧的有性生殖

地球上的生命无处不在。维持种群的繁衍与发展是所有生命面对的头等大事。有性生殖是我们最熟悉的繁殖方式，人类自身就是通过有性生殖繁育后代的，自然界中的花鸟鱼虫、飞禽走兽也大多通过这种生殖方式繁衍。相较于细菌、病毒等微生物选择的无性生殖，仅通过简单复制就能获得大量的子代，有性生殖是自然界进化出的一种更为精密和高级的繁殖策略，能够高效地实现生命群体的遗传和变异，进而推动物种的进化。

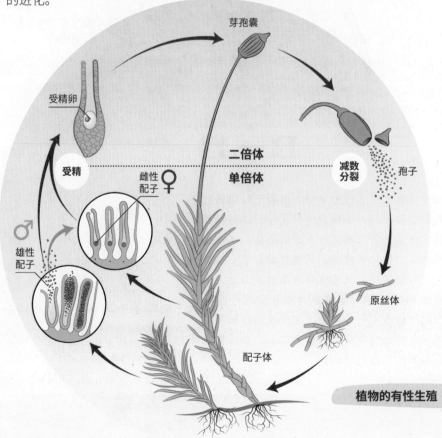

植物的有性生殖

以人类的生殖为例，个体在出生后要经过十余年的时间才能达到性成熟，具有生育能力，即便能够成功获得后代，其子代中也只遗传了亲代一半的遗传物质。相比之下，无性生殖的个体自己就可以实现繁殖，且子代可以遗传单一亲代的全部遗传物质，其效率更高。例如，植物中常用"扦插"这一育苗技术，即植物的部分组织经过处理，发育为独立的新植株。俗话说"尺有所短、寸有所长"，由于有性生殖系统中存在一套独特的配子发生机制，使得子代中具有几乎无限种遗传基因排列组合方式，能够实现物种子代遗传亲代的特征，也能实现高效的基因变异，产生生物的多样性。

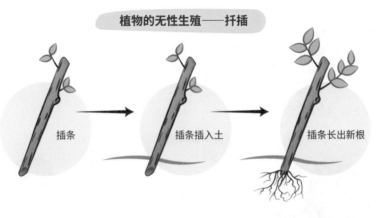

植物的无性生殖——扦插

插条 → 插条插入土 → 插条长出新根

已被人类消灭的天花病毒

这种巧妙的遗传机制表现在人类的兄弟姐妹间，他们既长得很相似，但又不会完全一样。在某些特定的情况下，个体间存在差异的优势就会被表现出来。例如，在医疗水平极其落后的年代，当人类面对重大瘟疫或生存环境剧烈变化时，群体中总会存在一些可以抵御外界威胁的基因突变个体，使得人类物种得以延续下去。因此，高等动物有性生殖的策略虽然牺牲了繁殖效率和数量优势，但换来的却是基因和表型的多样性，让人类在这个环境瞬息万变的地球上得以生存、繁衍，使得人类在数亿年的与低等生物（如病毒、细菌）的物种战争中立于不败之地。

减数分裂推动物种进化

大自然设计的这套精密的有性生殖系统是如何运转的，承载着有性生殖重任的生殖细胞在体内又是如何产生的呢？

我们知道，人体内的每一个细胞的细胞核中都存在 2 套由 DNA 双螺旋紧密缠绕而成的染色体（46 条），其中一套来源于父亲，另一套来源于母亲。个体在发育过程中，通过减数分裂将精原细胞或卵原细胞分化为仅具有单套染色体（23 条）的生殖细胞。两种生殖细胞中所含有的不同性染色体决定了胎儿的性别，当 2 条 X 染色体相遇便创造出女孩，而 1 条 X 染色体与 1 条 Y 染色体相遇则会创造出男孩。由于女性的卵细胞只传递 X 染色体，而男性的精子传递 X 染色体或 Y 染色体中的 1 个，因此婴儿的性别在精子与卵细胞结合的瞬间即被确定了下来，而且是由来源于父亲的精子所决定的。

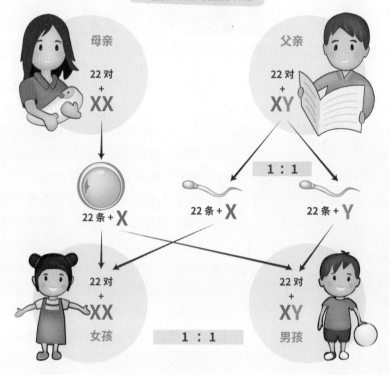

哺乳动物的性别决定

母亲　22 对 + XX

父亲　22 对 + XY

1 ∶ 1

22 条 + X　　22 条 + X　　22 条 + Y

22 对 + XX　女孩　　1 ∶ 1　　22 对 + XY　男孩

相对于我们身体中的成体细胞而言，精子和卵细胞这两种独特的细胞中都只包含单套的遗传物质，这就意味着在生殖细胞的发生过程中必然要经历染色体数目的减半，我们将这个过程称为"减数分裂"。减数分裂的特别之处在于，原始生殖细胞分化成为成熟生殖细胞的过程中要经历两次类似有丝分裂的过程，在其中的一次分裂中会发生父源和母源的染色体序列的交换（同源染色体交叉互换），而在另一次分裂中则会发生染色体数量再次减半，使得 1 个原始生殖细胞最终发育成为 4 个细胞，每个细胞的染色体数均为单倍体。这种特殊的机制最大限度地保证了最终获得配子中的染色体排布的多样性。这也就造就了世界上即使有数十亿的人口，也没有两个长得完全一样的个体（同卵双胞胎除外）。

哺乳动物生殖细胞的减数分裂

减数分裂开始时，细胞含有 2 组染色体。每个染色体含 2 个染色单体，同源染色体按四分体排列并进行部分交换。

第一次分裂

  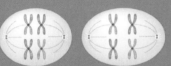

同源染色体在第一次分裂中互相分离。形成 2 个新细胞，各自拥有 1 对染色体。

第二次分裂

第二次分裂中，每个染色体中的 2 个染色单体被拉开。形成 4 个新细胞，各含 1 对单条染色体。

减数分裂是一套自然界创造的、巧妙的遗传机制，既能保证个体的遗传基因继续传递下去，又可以将父亲和母亲的基因进行同源重组，这种独特的机制使得生命的进化在遗传和变异的博弈中取得了平衡。

试管婴儿的诞生

　　虽然大自然设计了如此精妙的有性生殖的方式，但是仍然有一些人或由于遗传原因，或因为某些疾病无法通过自然受孕获得自己的后代。为此，科学家早在 20 世纪中期就开始对精子和卵细胞的体外受精开展研究，他们致力于在体外实现精、卵的结合，让不孕症患者获得自己的子女。1951 年，美籍华人科学家张明觉发现刚刚排出体外的精子并非具有完整功能，必须在雌性生殖道内经历一段成熟过程，才能获得使卵细胞受精的能力，这一现象被称为"精子获能"。"精子获能"的发现为实现哺乳动物体外受精的成功奠定了理论基础。

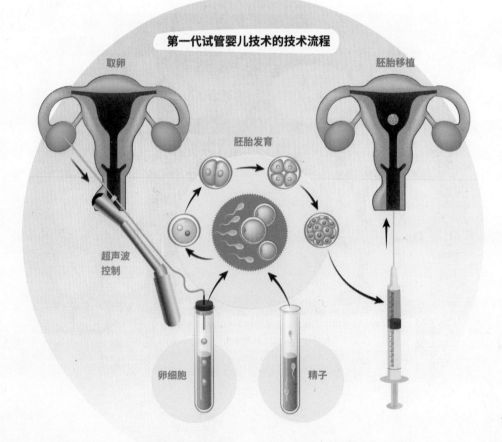

第一代试管婴儿技术的技术流程

取卵　　　　　　　　　　　　　　　　　　胚胎移植

胚胎发育

超声波控制

卵细胞　　　精子

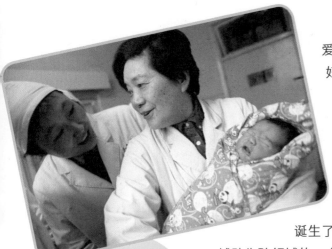

1988年，我国首例"试管婴儿"诞生，我国妇产科专家张丽珠（左二）教授和婴儿郑萌珠合影。

1978年，英国生理学家罗伯特·爱德华兹（Robert Edwards）和妇产科医生帕特里克·斯特普托（Patrick Steptoe）合作，成功地完成了世界上第一例试管婴儿实验，婴儿名为露易丝·布朗（Louise Brown），从此开创了一个全新的生殖医学时代。

1988年，在北京大学第三医院诞生了中国内地首例试管婴儿，是我国辅助生殖领域的一个里程碑事件，我国妇产科专家张丽珠教授也因此被誉为"神州试管婴儿之母"。

从世界上第一例试管婴儿降生至今已有40余年，全球已经有超过400万名试管婴儿健康诞生，众多无法自然受孕的患者因此受益。

科学实验

小鼠体外受精实验

体外受精（In Vitro Fertilization，IVF）是从哺乳动物中取出精子和卵细胞，在体外模拟输卵管环境中完成受精和胚胎的发育过程的技术，目前已被广泛地应用于人类的辅助生殖领域，被称为第一代试管婴儿技术。在本实验中，我们将在实验室中带你体验小鼠的体外受精实验，获得小鼠IVF受精胚胎，并利用延时摄影技术采集胚胎发育进程图片。

干细胞的配子分化

　　然而，对于一些无法从自身体内获得成熟生殖细胞的患者来说，借助于试管婴儿技术也无法获得自己的后代。那么，利用干细胞技术是否能够实现生殖细胞的再生呢？2011 年和 2012 年，日本科学家利用小鼠胚胎干细胞和诱导多能干细胞相继获得了具有发育能力的精子和卵细胞。2015 年，科学家又成功地将人类的干细胞分化成为原始生殖细胞样细胞。彼时，人们认为原始生殖细胞转变为配子的过程必须在体内的睾丸或者卵巢组织中完成，因此科学家对这些人类原始生殖细胞样细胞是否能真正实现生殖细胞再生仍持怀疑态度。

　　2016 年，中国科学家在培养皿中实现了小鼠胚胎干细胞转变为精

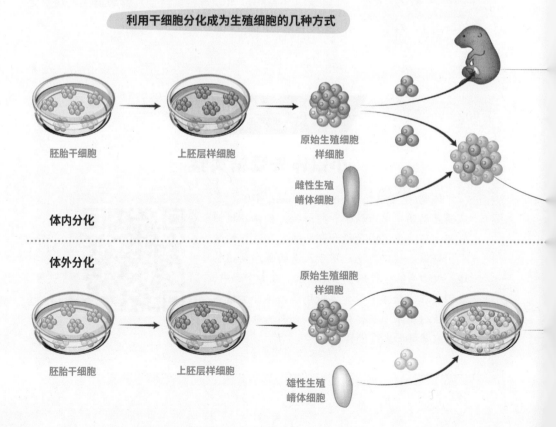

利用干细胞分化成为生殖细胞的几种方式

胚胎干细胞　　　　　上胚层样细胞　　　　　原始生殖细胞样细胞

雌性生殖嵴体细胞

体内分化

体外分化

原始生殖细胞样细胞

胚胎干细胞　　　　　上胚层样细胞

雄性生殖嵴体细胞

子细胞的全过程，这些精子细胞与卵细胞结合能够得到一个完整的生命个体，这是人类第一次利用干细胞技术在完全体外的环境下获得生殖细胞，也给我们利用干细胞分化获得人类生殖细胞提供了很好的解决方案。2018 年，日本科学家采用了相似的方法，利用体外组织共培养的方法将人类诱导多能干细胞在体外转变为了类卵原细胞，尽管这些类卵原细胞距离真正能够提供半数遗传物质的成熟雌性配子还有一定距离，但利用干细胞在体外实现人类配子的分化是科学家和众多患者翘首期盼的美好愿景。

这不禁让我们想到中国古老的神话故事——女娲造人，女娲以黄泥仿照自己抟土造人，创造人类社会并建立婚姻制度。千百年后的今天，在现代科技的帮助下，干细胞技术帮助科学家获得与女娲相似的能力，人工制造出能够获得生命个体的生殖细胞，让人类的繁衍继续生生不息。

小鼠胚胎干细胞在体外成功转变为精子，女娲造人的神话有望成为现实。

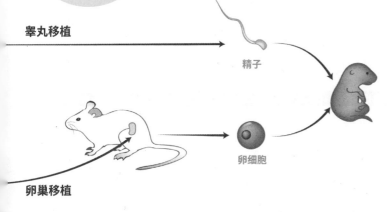

睾丸移植

精子

卵细胞

卵巢移植

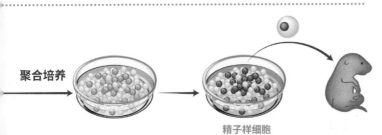

聚合培养

精子样细胞

155

五 延缓衰老的 "不老泉"

人体衰老之谜

地球上的生命无一能够逃离"衰老，疾病，死亡"的自然规律。不论是中国古代帝王对"不老仙丹"的觊觎，还是西方君主对"不老泉"的追求，无不表露出人类对于"青春永驻"的追求与渴望。如今，随着生命科学研究的不断深入，衰老的神秘面纱正被逐步揭开。

衰老是一种伴随着年龄增长，生命体在形态、结构及功能上逐渐出现退行性变化的过程。例如，随着年龄的增长，我们的皮肤会变松弛、行动会变迟缓，这些都是个体衰老的表现。科学家将个体衰老特征大致归纳为慢性炎症反应、细胞器功能障碍、成体干细胞功能紊乱、细胞衰老等几个方面。任何一方面的异常，都可能会导致或促进机体衰老的进程。

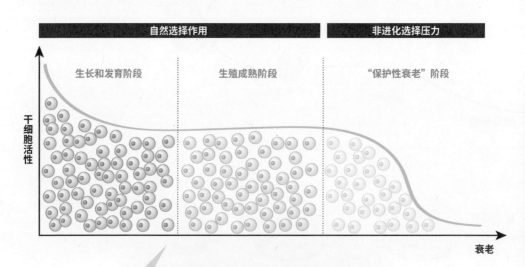

在机体生命进程中，干细胞活性和数目随着衰老进程而下降。

人类无可避免的
衰老进程

在上文中，我们已经了解到细胞是构成生命个体的基本单位，组成人体的细胞数量可以达到数十万亿。这些数量众多的细胞无时无刻不在经历着自我复制、衰老乃至死亡。细胞的正常生物学活动是生命体功能维持的重要保证，因而细胞的衰老和死亡也必将对生命体造成影响。

为避免细胞损伤影响整个机体的生命活动，潜藏在体内各个组织器官的成体干细胞被"激活"，增殖并分化成为相应的细胞来替代受损细胞，从而保持机体的正常运转。正是由于干细胞源源不断地为机体补充健康细胞，维持机体的生命活力，体内的成体干细胞也被形象地称为人体的"不老泉"。

然而，随着年龄的增长，体内干细胞出现耗竭或由于一些遗传和环境因素，受损细胞无法及时得到补充，衰老细胞的逐步累积就会导致机体出现加速衰老的迹象或者衰老相关疾病的病症。例如，编码核纤层蛋白A（Lamin A）的基因 *LMNA* 突变或编码DNA解旋酶的 *WRN* 基因突变可能影响细胞结构，进而引起组织器官功能退化，分别导致儿童早衰症（Hutchinson-Gilford Progeria Syndrome, HGPS）和成人早衰症（Werner Syndrome, WS）的发生。随着生命科学研究的深入，科学家试图从人体的"不老泉"中挖掘提高再生能力的新策略，实现延缓衰老和健康衰老的美好愿景。

知识窗

细胞衰老和死亡并非一定会对生命体造成伤害。

例如：在生长发育过程中，细胞的衰老和死亡对于促进胚胎的形态发生、组织重塑和修复等生理过程都发挥着重要作用。

干细胞与衰老相关疾病

近些年，干细胞治疗在医学上的应用被人们寄予厚望。在再生医学领域，干细胞治疗不仅有望延缓正常组织器官衰老，还有望缓解和治愈由细胞衰老引发的退行性疾病。因此，利用干细胞延缓或逆转组织器官的衰老是科学家努力探索的研究方向。

干细胞在治疗心血管疾病方面已经取得了显著的进展，研究表明，干细胞疗法可有效地防治心血管疾病。目前在动物模型和临床试验中发现，包括造血干细胞、骨髓来源的间充质干细胞在内的多种干细胞，均可通过移植分化形成多种细胞类型，对心脏组织进行修复，从而达到治疗心血管疾病的目的。

在治疗阿尔茨海默病、帕金森综合征等神经退行性疾病方面，科学家同样也提出了干细胞疗法，主要分为两类：一种是内源性干细胞治疗，主要通过基因编辑或药物修饰的方法上调大脑相关的神经营养因子、生长因子等神经发生相关的因子，从而促进神经干细胞分化，抵抗早期阿尔茨海默病患者机体内出现的神经退行性病变；另一种治疗方法是外源性干细胞疗法，通过移植外源的胚胎干细胞、间充质干细胞、诱导多能干细胞、神经干细胞等实现对疾病的改善。2018 年，我国在帕金森综合征猴子模型中进行人胚干细胞移植治疗的试验并取得了显著效果，目前已经在郑州大学第一附属医院开展临床研究项目，部分受试患者病情得到了一定缓解。

骨关节炎（Osteoarthritis, OA）是另外一种常见的衰老相关疾病。其主要特征为关节软骨退行性病变和继发性骨质增生。2019 年，中国科学家在人间充质干细胞中寻找到了一个名为 $CBX4$ 的"年轻因子"，研究发现，过表达该因子可减轻细胞衰老及骨关节炎症状，为延缓人类衰老以及治疗骨关节炎提供了一个有效的解决方案。

此外，干细胞的应用还有望实现人们对于容貌青春永驻的美好追求。皮肤的皱纹是"青春靓丽"的敌人，皮肤产生皱纹的原因之一是真皮组织中的成纤维细胞数量减少，合成胶原能力降低。研究表明，间充质干细胞及其条件培养基能够通过上调抗氧化反应因子的活性，减少细胞凋亡；抑制降解胶原蛋白的金属蛋白酶活性，刺激胶原的产生，从而增加成纤维细胞数量和胶原蛋白含量，减少褶皱。此外，间充质干细胞及其条件培养基还能够通过降低炎症细胞因子白细胞介素6、肿瘤坏死因子的表达发挥免疫调节作用，以维持皮肤内环境的稳态。目前，基于间充质干细胞治疗皮肤衰老的临床研究正在进行中。

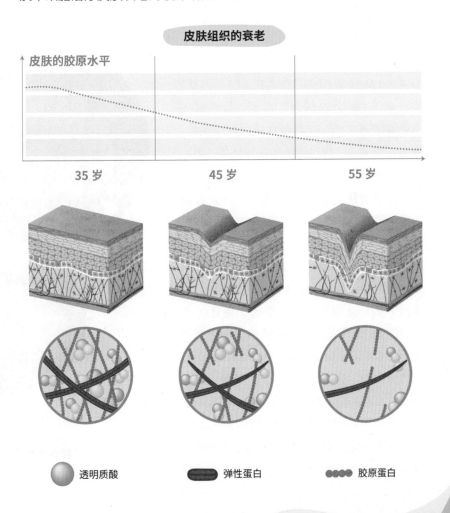

皮肤组织的衰老

皮肤的胶原水平

35 岁　　　　45 岁　　　　55 岁

透明质酸　　　弹性蛋白　　　胶原蛋白

干细胞治疗早衰症

除去自然条件下的衰老，还有少数人由于基因的突变而发生病理性衰老，即早衰症。目前研究较为明确的典型早衰症包括：儿童早衰症、成人早衰症、科凯恩氏综合征（Cockayne Syndrome, CS）。以儿童早衰症为例，发病率为八百万分之一至四百万分之一，患者通常在 2 岁左右开始发病，寿命平均为 14 岁。患者发病后主要表现为发育异常，如动脉粥样硬化、骨质疏松和脱发等，在本该朝气蓬勃的年纪却出现类似老年人的生理特征。

科学家经过不懈努力，终于明确了儿童早衰症的发病机制。研究发现，在人体内存在一个名为 LMNA 基因的"衰老开关"，如果新生儿体内 LMNA 基因发生突变，就会编码出异常的蛋白质。这些异常蛋白在细胞核膜上不断堆积，影响细胞的正常功能，最终导致患病儿童"未老先衰"。

尽管发病机制已经明确，但令人遗憾的是，目前仍然没有发展出有效的干预策略。近些年，随着干细胞技术的兴起，干细胞疗法有望成为治愈早衰症的方法。2011 年，中国科学家成功获得了儿童早衰症患者的 iPS 细胞，并通过基因编辑技术成功修复了 LMNA 基因的突变位点，修复后的 iPS 细胞可以定向分化为功能正常的血管平滑肌细胞。由于 iPS 细胞来源于患者自身，对其进行基因修复后导入患者体内，分化为功能正常的细胞，并能有效避免细胞移植引起的自身免疫反应，这一研究为儿童早衰症的治疗开拓了新的思路。2016 年，中国科学家首次在临床上利用胎盘来源间充质干细胞治疗患有科凯恩氏综合征的女童，患者的病情得到好转。这是全球首例用胎盘

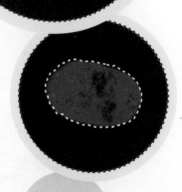

早衰症患者不正常细胞核形态

健康人正常细胞核形态

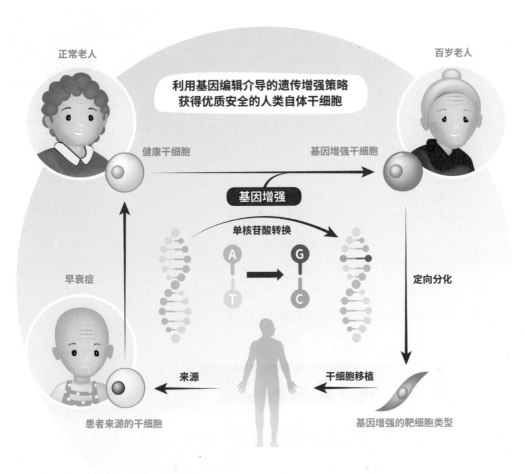

干细胞治疗早衰症的病例。近年来，中国科学家利用基因编辑技术获得遗传增强型干细胞，体内实验表明，该细胞在促进血管再生和心肌损伤修复等方面的能力更强，为早衰症治疗材料的选择提供了更多方案。

随着科学家对干细胞治疗的有效性、安全性进行全面的探索，该技术也将逐渐成熟并向临床普及，在未来会为人口老龄化所引发的诸多问题带来解决良方。

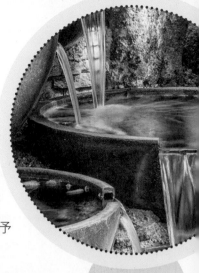

延缓衰老的"不老泉"

干细胞技术的发展和应用无疑为探究人类衰老机制带来了曙光，也为人为干预衰老进程、预防和治疗衰老相关疾病提供了可能。科学家对于干细胞的发展前景寄予厚望，并对其应用价值进行了总结：

（1）基于干细胞特性建立的研究模型，或将成为研究衰老及相关疾病的理想平台，为体外模拟衰老进程、探明衰老机制创造了条件。

（2）利用干细胞开展小分子药物的功能性研究和筛选，为人为干预衰老进程及衰老相关疾病的诊治提供了研究和筛选平台。

（3）结合基因编辑、细胞移植等技术，对干细胞进行基因改造，为靶向矫正遗传疾病提供了新的选择。

相信随着更深入的研究和探索，干细胞作为机体内的"不老泉"必将成为未来实现全人类延缓衰老、健康衰老的一大利器。

探寻生命的"不老泉"

科学实验

拒绝衰老的秀丽隐杆线虫

秀丽隐杆线虫（*Caenorhabditis elegans*）是被广泛应用于衰老与抗衰老研究的模式动物之一。某些发育阶段的线虫，如遇到高温等恶劣环境，会停止取食和发育，进入可维持数月的滞育状态，称为多尔（Dauer）阶段。本实验中我们将带你了解秀丽隐杆线虫的生活史，观察和记录线虫的健康参数，带你理解热应激反应导致线虫寿命延长的机制。

六 太空中的生命孕育

探寻地外"新家园"

生命经历了漫长的演化历程，它们从单细胞生物进化为多细胞生物，从海洋登上了干燥的陆地，最终进化为今天我们所熟悉的动物、植物。生命的形式由低级到高级、从简单到复杂，地球上最终形成了复杂而繁茂的生命系统。科学家发现，人类可能是在大约 250 万年前从非洲南方古猿的后裔中进化而来的，从在树上栖息转变成为在陆地上用双足行走并学会了使用工具。

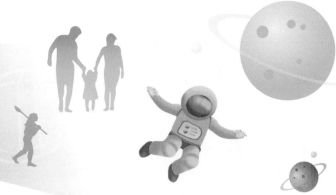

地球生命的演化进程

人类飞离地球，在外太空定居

人类在地球上生存的几百万年，在漫长的地球演化史上虽然只是惊鸿一瞬，但地球在人类的主宰下已经发生了天翻地覆的改变。蒸汽机将人类从繁重的、重复性的工作当中解放出来；电力和通信的发展改变了人类的生活模式，提高了沟通的效率。当今，以人工智能、大数据、量子通信和干细胞为代表的全球新一轮科技革命孕育兴起，必将深刻改变人类的生产生活方式，人们相信科学的发展是改变人类自身命运的重要途径。然而，地球的资源也许有一天会无法承载人类社会如此快速的发展速度，无法满足人类日益增长的物质和精神需求。人类必将要把目光投向深邃的宇宙，在太空中寻找未来支撑人类发展的"新家园"。

太空胚胎发育的奥秘

　　人类对太空及地外其他星球的探索必将经历太空移民和太空定居的历程，而实现这一目标的关键挑战之一在于如何在太空中进行生命个体的生存、繁殖及机体的再生。迄今为止，能否在太空中完成高等生物的生命孕育，能否实现哺乳动物在地外空间的生殖过程和个体发育仍然未知。此前，各国科学家利用国际空间站、航天飞机和返回式卫星作为载体，围绕着哺乳动物空间繁育的问题，开展了为数不多的几次尝试。

　　1961 年，苏联航天员尤里·加加林（Yuri Gagarin）乘坐"东方 1 号"宇宙飞船首次进入太空以来，人们对哺乳动物胚胎的太空发育研究较少且进展缓慢。太空环境中诸如微重力、宇宙射线和磁场等因素对早期胚胎造成哪些影响，是否能影响其植入后的发育仍不得而知。人类何时才能够迈出实现太空胚胎发育的那"一小步"呢？

　　美国国家航空航天局（NASA）在 1996—2000 年进行了多次挪威大鼠的太空飞行妊娠实验，将妊娠中后期母鼠暴露于太空中，结果显示妊娠在太空中可以维持，在返回地面后虽然胎儿能够正常分娩，但其健康出现了严重的异常。1996 年，以色列研究人员在美国航天飞机飞行任务中开展了小鼠早期胚胎的太空发育实验，结果表明被送上太空的 49 枚胚胎无一能够发育。2008 年，美国科研人员利用航天飞机开展了牛早期胚胎发育研究，结果表明牛胚胎在太空发育停滞在 4～6 细胞期，未能进一步发育。

囊胚

囊胚

在太空环境发育的小鼠早期胚胎

　　特别值得一提的是，2016 年中国科学家段恩奎利用返回式科学卫星开展了微重力条件下哺乳动物早期胚胎体外发育研究，在国际上首次证明了在太空微重力条件下 2-细胞胚胎能够发育到囊胚。值得一提的是，在此次实验中，科学家利用培养设置中的显微镜首次拍摄到了太空条件下小鼠胚胎动态发育的高清显微图片。

NASA 开发的动物封闭箱 Animal Enclosure Module（简称 AEM）
　　在外部补充饮食和水的情况下 AEM 可供 12 只小鼠或 5 只大鼠在太空生存长达 35 天。

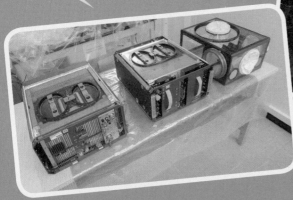

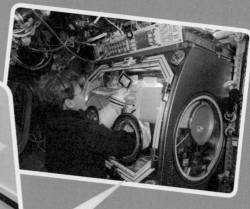

科学家在国际空间站开展人胚干细胞研究

探寻胚胎发育的新契机

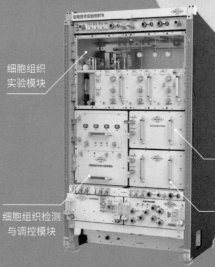

中国空间站生物技术实验柜的系统组成图

　　近年来，我国载人航天事业飞速发展。2003 年，中国航天员杨利伟搭乘"神舟五号"飞船首次进入太空，标志着中国航天事业向前迈出了一大步。根据我国载人航天计划，中国空间站将于 2022 年前后建造完成，空间站将由 1 个核心舱和 2 个实验舱组成，建成后的总质量将为 180 吨左右，其使用寿命将为 10 年以上。中国空间站将拥有提供航天员参与实验操作、实验设备可维护、实验样品可返回及天地信息传输等独特优势，将为中国科学家开展空间科学研究、技术验证提供历史性的机遇。

细胞组织实验模块

蛋白质结晶与分析

专用实验模块

细胞组织检测与调控模块

实现啮齿类动物在太空环境下的生命孕育绝非易事，技术上至少要分为三步走。

第一步：自然受孕有难度，辅助生殖来帮忙

啮齿类动物小鼠是生命科学领域常用的模式动物之一，具有很强的繁殖能力。雌性小鼠从受孕到生产只需要 19 天，每胎能够生育 10 ~ 15 只后代。然而，小鼠们到达了空间站情况可就大有不同，在脱离了地球引力的束缚之后，还很难说它们是否能完成"羞羞"的高难度动作，去实现后代的繁衍。

将冷冻的小鼠精子和卵细胞带到空间站上，利用辅助生殖的手段完成受精过程可能是更好的选择。为了实现这个目标，科学家设计了一套专用的"芯片"。芯片的一端分别为精子和卵细胞设计了两个出发点，在航天员的指令下，在液体推动下它们分别出发了，并在孵化室完成受精过程。受精后的胚胎将被筛选，并被转移到培养室，完成它们发育的使命。

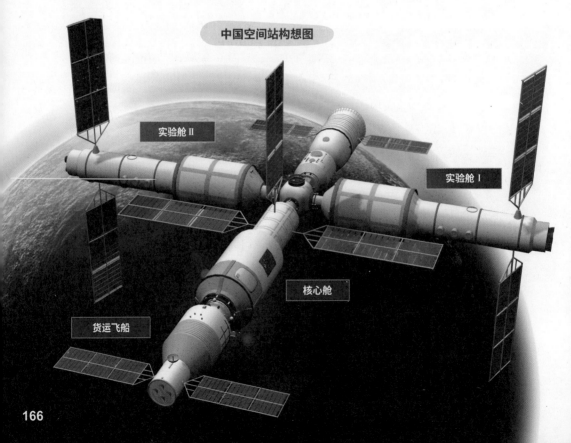

中国空间站构想图

实验舱 II

实验舱 I

核心舱

货运飞船

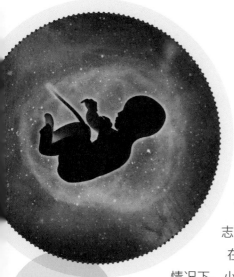

太空中的
生命孕育

第二步：胚胎的体外发育

如果这些人工受精的胚胎能够继续发育，甚至有一天能够重新回到"妈妈"子宫中，那么它们有望成为第一批在太空中出生的地球生命。然而，仅仅是让胚胎在空间环境中实现着床前的发育也并非易事。2016 年，数千枚小鼠的胚胎在经历了 80 多个小时的太空之旅后，其中的多枚胚胎可以从发射前的 2-细胞状态发育到囊胚阶段，这标志着哺乳动物的胚胎首次在太空中实现了短暂的发育。

在此之前，多国科学家的尝试均以失败告终。通常情况下，小鼠等哺乳动物的早期胚胎需要在 37℃、5%CO_2 的稳定的培养环境下发育，以尽可能模拟其在雌鼠子宫内的环境。空间环境下所面临的最大挑战在于提供一个与地面类似的培养环境，并且要尽量避免太空辐射对其造成的潜在影响。随着中国空间站生物技术实验柜的投入使用，相信哺乳动物胚胎的空间发育将不再是一个障碍。

第三步：专为小鼠设计的"别墅"

如何为啮齿类动物提供稳定生存环境的栖舍是科学家面临的一道难关。首先，要为小鼠提供充足的饮食，设计一套自动喂水和喂食系统是关键；其次，舒适的环境也必不可少，要实时地检测室内的温度、气体成分和浓度，并能够及时对各种气体的浓度进行调整；再次，要对小鼠的代谢产物进行无害化处理，毕竟在空间站中，任何有毒有害物质的泄漏都可能危及航天员的健康；最后，小鼠的生活状态同样也是科学家关注的问题，利用可见光和近红外成像系统监测小鼠的生长过程及活动轨迹。这样一套专为小鼠定制的"别墅"，将能够维持多只小鼠至少 60 天的生活保障，在此期间，航天员和科学家可以有充分的时间开展科学实验。

科学家将利用中国空间站长期在轨运行并装备部分生命科学研究必要设施的有利条件，以啮齿类哺乳动物早期胚胎作为研究对象，利用太空环境（微重力、磁场、辐射）对哺乳动物早期胚胎培养、发育潜能及分子调控机制产生的影响开展系统研究工作。这将为包括人类在内的哺乳动物太空的生殖、发育和繁衍提供重要理论基础和技术保障。

第五章 小小科学家
——探究发育的奥秘

数百年来，科学家一直致力于揭开生命发育的奥秘。在早期的研究中，海胆、蝾螈、爪蟾是科学家最常用的模式动物，用以开展发育生物学研究。随着研究的深入，人们开发了多种不同的模式动物以适应科学研究需要，其中包括线虫、果蝇、斑马鱼、小鼠及非人灵长类等不同的模式动物。

为此，本书设计了"小小科学家——探究发育的奥秘"这一章，指导读者利用简单的实验条件，甚至在家里就可以开展一些发育生物学实验。我们将带领读者，利用斑马鱼作为研究对象，观察和认识胚胎的发育过程，学习胚胎发育的重要事件，亲身体验生命科学研究的乐趣，感受科学研究的魅力。

一 模式动物斑马鱼

　　斑马鱼（*Danio rerio*，Zebrafish）是一种热带、杂食性淡水鱼，原产于印度东部、孟加拉国、尼泊尔等地。斑马鱼因其体侧具有 5 条延伸至尾部的蓝色条纹而得名，属辐鳍鱼亚纲（*Actinopterygii*）、鲤科（*Cyprinidae*）、短担尼鱼属（*Danio*），成鱼体长为 3～5 厘米，寿命为 2～3 年。常见的斑马鱼约有十余个品系，主要区别在于色彩和斑纹。在生命科学研究中最常用的有源于德国的 Tubingen 和源于美国的 AB 两种斑马鱼品系。

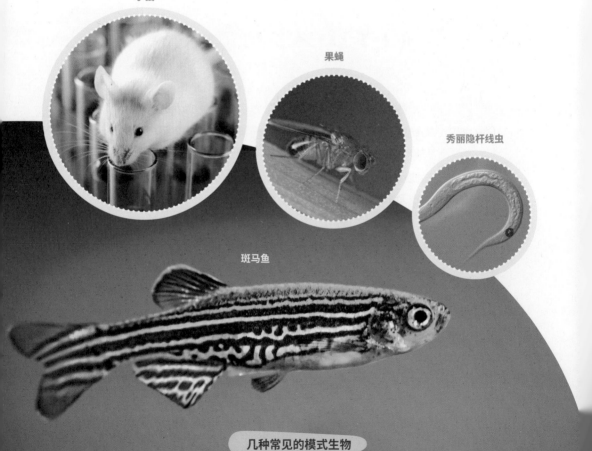

小鼠

果蝇

秀丽隐杆线虫

斑马鱼

几种常见的模式生物

斑马鱼作为一种重要的模式动物，具有多方面的优势，例如：世代周期短（2～3个月），繁殖能力强，发育迅速，实验成本低；斑马鱼受精卵、胚胎及幼鱼通体透明，便于观察；胚胎及遗传操作手段种类较多且成熟。更为重要的是，斑马鱼的基因组信息明确，与其他脊椎动物特别是人类基因组相似度较高，且器官发生过程和疾病发生机制也较为相似。

这些独特的生物学和形态学特征，使斑马鱼成为研究脊椎动物器官发育和疾病相关基因功能的重要模式动物。目前，斑马鱼已被广泛地用于发育生物学、分子生物学、细胞生物学和遗传学等诸多方面的研究，为现代生命科学的发展作出了重要贡献。

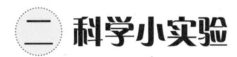

二 科学小实验

我们选用斑马鱼作为研究对象，尝试在有限的实验条件下养殖斑马鱼，观察雄鱼和雌鱼的交配过程，获得用于实验的斑马鱼受精卵；我们将利用2天左右的时间，观察和记录斑马鱼胚胎的完整发育进程，这一实验将模拟人类近280天的生命孕育过程；我们将带你学习转基因的基本原理，了解转基因动物的制备流程；利用我们在实验室预先制备的实验材料和特殊仪器，尝试一下是否可以获得一只能够"发光"的转基因斑马鱼。在实验开始之前，我们希望大家能够带着一些问题去开展你的实验。

(1) 雌鱼和雄鱼如何区分、如何交配？

(2) 斑马鱼胚胎发育需经历哪些重要的事件？

(3) 绿色荧光蛋白发光的基本原理是什么？

探索实验 1:
斑马鱼的饲养及受精卵的收集

实验背景

　　斑马鱼是一种需要光周期调控并在早晨产卵的鱼类。健康的雌性斑马鱼可以保持一年以上的产卵期,营养充足时雌鱼可以每周产卵一次,每次排卵数量可达 200 枚,7 ～ 8 月龄的斑马鱼排卵数量较多,且质量较好。雄鱼每周可以交配 1 ～ 2 次。在实验中,通过雌斑马鱼、雄斑马鱼交配获得受精卵,通常是开展发育生物学或遗传学研究的第一步。

实验目的

学习斑马鱼的日常饲养,收集斑马鱼受精卵。

实验材料

斑马鱼: 7 ～ 8 月龄性成熟雌斑马鱼、雄斑马鱼各 3 条。
饲养系统: 养殖鱼缸、金鱼藻、塑料隔板、培养皿、加热棒、温度计、气泵、滴管和自来水。
饲料: 丰年虾或金鱼饲料。

实验流程

1. 实验前的准备

饲养设备：实验前应准备两个养殖鱼缸，倒入约 2/3 经过太阳暴晒的自来水，放入气泵以及加热棒（28.5℃），插入温度计检测水温并及时调节。

区分雌鱼、雄鱼：雄鱼体型较小，身体修长，蓝色条纹较浅，身体较为发红。雌鱼则腹部发白，蓝色条纹较深。

饲料的准备：丰年虾是养殖成年斑马鱼最佳的饲料，一般每日投喂 3 次，时间在上午 8 时、中午 12 时、下午 5 时最佳，投喂前应停止水的循环，每 10 升水中投入适量的丰年虾，并在投喂半小时后重新打开循环水。如果丰年虾不容易获取，可以选择市场上销售的普通金鱼饲料进行饲喂。

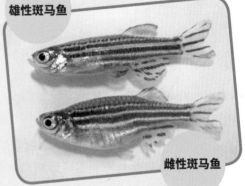

雄性斑马鱼

雌性斑马鱼

2. 斑马鱼的养殖

斑马鱼适合养殖在 28.5℃左右的水中。为了使斑马鱼有规律地产卵，饲养需要严格控制光周期，采用自动计时器保持 14 小时光照、10 小时黑暗交替循环。养殖密度也应注意，每 10 升水中不应超过 10 条，平时雌鱼与雄鱼可以混养，也可以分开饲养。鱼缸要保持水循环，每天补充 1/10 暴晒自来水。

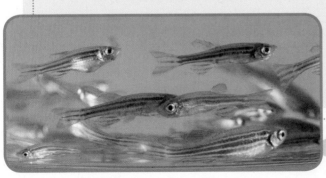

饲养中的斑马鱼

实验流程

斑马鱼繁育缸

3. 受精卵的收集

实验前一晚，喂食后按照 1:1 的雌、雄比例挑选斑马鱼并分别放在用隔板分割的鱼缸两侧饲养。第二天早上，即 10 小时黑暗饲养后，进行光照并撤去塑料隔板，向鱼缸中加入金鱼藻作为鱼巢。

随后雌鱼、雄鱼会开始进行追逐、交配，雌鱼于 15 分钟后产卵，去除隔板后将鱼卵用吸管吸出并放入盛有暴晒水的培养皿中进行漂洗，去除死卵（死卵呈白色、正常胚胎呈透明状）和鱼的粪便。

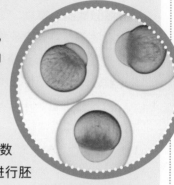

观察受精卵状态，详细记录胚胎获取的数量。将盛有鱼卵的培养皿漂浮于鱼缸顶部进行胚胎的培养。

斑马鱼卵的照片

表 1 斑马鱼排卵实验记录

取卵日期	雌鱼数量	取卵总数	活卵占比(%)	备注

思考题

（1）打乱光周期对斑马鱼的养殖及排卵有何影响？

（2）持续饲喂丰年虾或金鱼饲料对斑马鱼排卵数量会造成什么影响？

探索实验 2：
观察和记录胚胎发育

实验背景

斑马鱼的发育分为 7 个阶段，即合子期（0～0.75 小时），卵裂期（0.75～2.25 小时），囊胚期（2.25～5.25 小时），原肠期（5.25～10 小时），体节期（10～24 小时），咽囊期（24～48 小时），孵化期（48～72 小时）。

实验目的

通过观察不同时间斑马鱼胚胎发育状态，了解斑马鱼的发育阶段和结构特征。

实验材料

斑马鱼胚胎、培养皿、简易显微镜、载玻片、滴管。

实验流程

1. 观察、绘制胚胎发育进程

将受精后的斑马鱼胚胎放置于培养皿中，漂浮在 28.5℃ 的鱼缸表面，每隔 1～2 小时将 3～5 枚斑马鱼胚胎用吸管转移至新的培养皿中，观察胚胎发育情况。如果有条件，建议利用简易的显微镜进行观察。

按照你所观察的斑马鱼发育过程，尝试对以下时间点的胚胎形态进行描绘。受精卵（约 1 小时）；囊胚（约 4 小时）；原肠胚（约 6 小时）；18-体节（约 18 小时）；幼鱼（约 48 小时）。

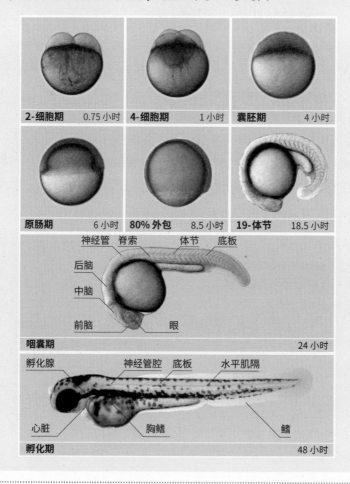

实验流程

2. 幼鱼器官发育和组织结构

将发育 48 小时破膜的斑马鱼放在显微镜下观察，以识别其体内的不同器官和组织结构。

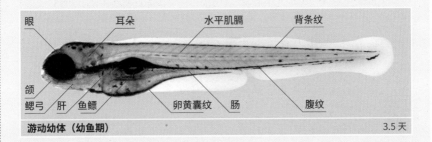

游动幼体（幼鱼期）　　　　　　　　　　　　　　　3.5 天

眼（Eye）：注意视网膜的色素。

心脏（Heart）：位于眼后至卵黄囊腹面。

耳朵（Ear）：较易观察到，位于眼的背后部。

鳃弓（Gill Arch）：位于卵黄囊上部，耳腹面。

脊索（Notochord）：较易观察到，位于体节中部。

脊髓（Spinal Chord）：先找到脊索背部，再微微向上或向下移动视野。

孵化腺细胞（Hatching Gland Cells）：在卵黄囊前腹侧的表面较明显。

思考题

（1）血液的循环是从何时开始的？血液是如何流动的？

（2）在斑马鱼胚胎发育过程中，你还发现了哪些有趣的现象？

知识拓展

斑马鱼胚胎发育的主要时间节点和发育事件如下：

10 分钟

斑马鱼受精卵表面卵膜膨胀，包裹整个胚胎。

45 分钟

开始第一次分裂，进入卵裂期。

2.0 小时

受精卵完成 5 次垂直分裂和 1 次水平分裂，逐渐形成囊胚。

4.3 小时

可见到明显的细胞层外包卵黄呈一圆顶状，此阶段为囊胚期。

5.5 小时

外包细胞达到赤道板，并开始原肠期阶段发育。

9.0 小时

可观察到脊索结构。

10 小时

原肠胚发育完成并开始形成体节，出现尾芽。

12 小时

背侧外胚层内陷形成神经索，发育进入神经胚阶段，也称体节期。

18 小时

形成 18 个体节。

20 小时

开始有色素沉着。

24 小时

心脏开始跳动，出现血液循环，脑室也发生明显分区。

48 小时

幼鱼开始从卵膜中破出，可自由游泳。

探索实验 3：
制备转基因荧光斑马鱼

实验背景

胚胎发育是一个动态的过程，看似缓慢的胚胎卵裂，内部却发生着复杂的生物和化学变化。科学家将绿色荧光蛋白基因导入到胚胎的特定细胞中，用于追踪细胞的发育命运。基于上述原理，我们可以将改造后的绿色荧光蛋白基因导入到斑马鱼的胚胎中。获得携带绿色荧光蛋白基因、能够"发光"的转基因斑马鱼，对胚胎发育过程开展观察和研究（本实验须在科研人员指导下在实验室中开展）。

实验目的

学习转基因的基本原理，制作转基因荧光斑马鱼。

实验材料

绿色荧光蛋白真核表达质粒、荧光立体显微镜、显微操作仪、微量注射仪等。

实验流程

1. 载体的构建

在实验室中，借助分子生物学技术，克隆表达绿色荧光蛋白的基因，将这段基因连接在启动子后面，进而得到绿色荧光蛋白的表达元件。实验包括以下四个步骤：

（1）获取符合要求的 DNA 片段；

（2）构建基因的表达载体；

（3）将目的基因导入受体细胞；

（4）目的基因的检测与鉴定。

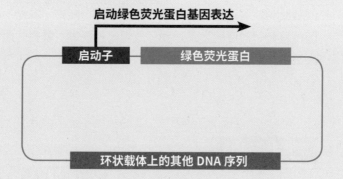

利用绿色荧光蛋白表达质粒（包含有绿色荧光蛋白表达元件的环状 DNA 分子），可以直接将该质粒注入到斑马鱼胚胎中，经过一段时间的培养，即可看到绿色荧光蛋白的表达，即细胞在蓝色光束的照射下发出绿色荧光。

2. 斑马鱼的胚胎注射

取出 40 微克质粒粉末，加入 20 微升去离子水，充分振荡，直至粉末完全溶解。收集鱼卵，进行斑马鱼的胚胎注射。

先用玻璃针吸出约 0.5 厘米的载体，将含有载体的玻璃针扎入斑马鱼受精卵中，并将载体缓慢注入（建议借助专业的显微操作系统开展此实验）。

实验流程

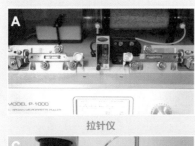

拉针仪

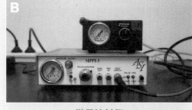

微量注射仪

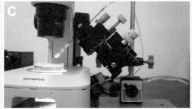

显微操作臂

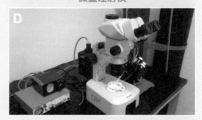

胚胎注射系统

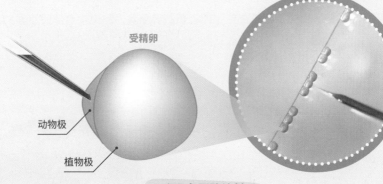

受精卵

动物极

植物极

斑马鱼胚胎注射

3. 观察转基因斑马鱼

将普通鱼卵和转基因鱼卵分别置于 28.5℃ 环境中进行培养，按照实验 2 的步骤，观察胚胎的发育过程。我们将采用荧光立体显微镜观察斑马鱼胚胎，由于绿色荧光蛋白可以借助蓝光到紫外光进行激发，经过黄色滤光片过滤，可以观察到所发出的绿色光线。采集不同发育阶段的斑马鱼表达绿色荧光蛋白的图像。

实验流程

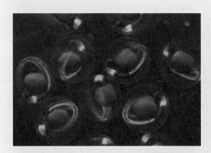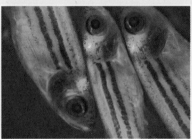

转基因荧光斑马鱼

思考题

(1) 转基因斑马鱼每个部位是否都表达绿色荧光？说说可能的原因。

(2) 请列举转基因技术在其他领域中的应用。

知识拓展

绿色荧光蛋白：是一个由 238 个氨基酸组成的蛋白质，基于绿色荧光蛋白的光学成像技术使人们可以直接观察和研究丰富多彩的生命现象。2008 年，日本科学家下村修（Osamu Shimomura）、美国科学家马丁·查尔菲（Martin Chalfie）和美籍华人科学家钱永健因发现和改造绿色荧光蛋白而获得了诺贝尔化学奖。

携带着绿色荧光蛋白的维多利亚多管水母

三 实验动物伦理

人类疾病发生过程十分复杂，如果以人类本身作为实验对象研究其机制，存在时间和空间上的局限性，伦理和方法上也将受到更为严格的限制。所以我们通过动物间接研究并观察实验结果，与人类相比较。在过去几百年中，人们不仅建立了麻醉、安全输血、器官移植、人工心脏瓣膜等医疗技术和手段，还研发出了抗生素、疫苗和各种药物，所取得的突破都与动物实验有着密切的关系。

早期人们在开展动物研究过程中，动物常被作为人的私有财产被任意地宰割，毫无权利可言。19世纪初，欧洲有关人士开始呼吁保护动物。1822年，理查德·马丁（Richard Martin）首次提出的《禁止虐待动物法令》（也被称作马丁法令）在英国国会顺利通过，这是动物保护历史上的一个里程碑。

目前国际上普遍认为实验动物享有五大自由，即不受饥渴的自由（Freedom from Hunger and Thirst），生活舒适的自由（Freedom from Discomfort），不受痛苦、伤害和疾病的自由（Freedom from Pain，Injury or Disease），无恐惧和悲伤感的自由（Freedom to Express Normal Behavior），表达天性的自由（Freedom from Fear and Distress）。实验动物福利的核心遵循3R原则，即替代（Replacement）、减少（Reduction）、优化（Refinement）。替代，就是在保证实验结果可靠的前提下，使用非生命材料替代有生命材料、用低等动物替代高等动物、用动物的部分组织器官替代整体动物等；减少，指实验中通过反复利用或连续使用一批动物，相对减少动物的用量，尽量减少实验中动物的痛苦等；优化，就是通过优化实验设计，在做动物实验过程中，要做动物实验伦理审查，减少实验动物使用数量，减少非人道实验程序的影响程度和范围。

第六章 生命科学之美

　　"艺术求美，人文求善，科学求真"，科学与艺术的交叉与融合是一场求美与求真的完美结合，一次自由和严谨的激情碰撞。科学家在探索未知科学世界的过程中，更有机会捕捉到生命生长、发育的精彩瞬间，从一张张科学图片中发现"生命之美"。

　　近年来，中国科学院动物研究所联合中国细胞生物学学会干细胞生物学分会成功举办了四届"生命之美"科学实验图片大赛。大赛鼓励硕士、博士研究生及科研工作者在科学研究中发掘艺术的灵感，在艺术中激发科学创新的热情。本章摘选了大赛部分获奖作品，希望广大读者尝试着用艺术的眼光去欣赏科学之美，感受生命科学研究的独特魅力。

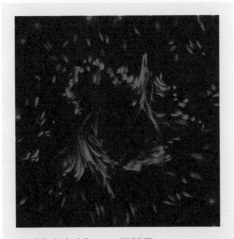

1.《生命之火》——王梦月
拍摄设备：双光子共聚焦显微镜

　　"春发初芽，夏闻蝉鸣，秋赏黄叶，冬执寒梅。"四季更迭，昼夜交替是生命为万物染上的别样色彩。该作品中这团如火焰般的团状物，是成年雄鼠睾丸曲细精管中还未完全成熟的精子，似生命之火在熊熊燃烧。

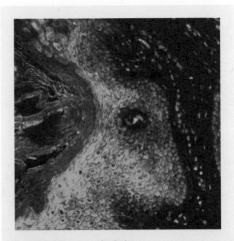

2.《灵鹿》——宋瑞高
拍摄设备：激光共聚焦显微镜

　　鹿，素来寓意吉祥。该作品为小鼠皮肤组织的免疫荧光染色图片，其中的绿色荧光信号酷似一头泛着绿色灵光的鹿，正如哈利·波特的灵鹿一样，为人们指引方向，送上好运。

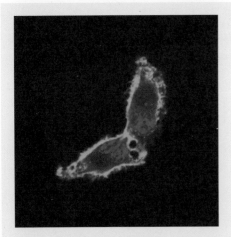

3.《咏"蝴蝶"》——程晨曦
拍摄设备：激光共聚焦显微镜

　　北宋文学家谢逸在诗《咏蝴蝶》中著有"狂随柳絮有时见，舞入梨花何处寻"来咏赞蝴蝶。这只翩飞的"蝴蝶"是用 A549 细胞构建的表达细胞系，作为美好之物的"蝴蝶"，以别样的身姿呈现眼前。

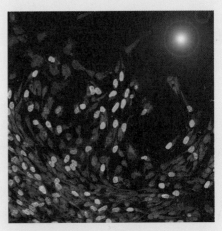

4.《向光而生》——苏立波
拍摄设备：激光共聚焦显微镜

　　这是一幅在体外培养的小鼠脑血管细胞的免疫荧光染色图片，象征着人生的道路上，总会有一段段黑暗时光，但因我们向光而生，阴影便只会留在身后。

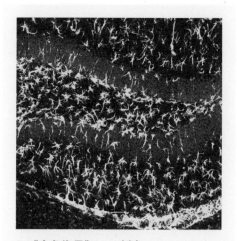

5.《金色海马》——刘京
成像设备：激光共聚焦显微镜

　　大脑海马是脑颞叶内的一个组织，发挥着记忆以及空间定位的作用。作品展现的是小鼠大脑海马的免疫荧光染色图片，黄色为星形胶质细胞，红色为细胞核。一个个星形胶质细胞好似金色的海马，在绚丽舞台上快乐舞蹈。

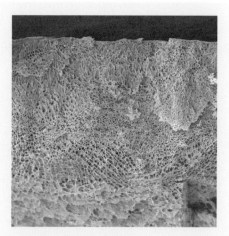

6.《红丝绸上的蜂巢蜜》——段永超
成像设备：扫描电子显微镜

　　胶原是动物体内含量最高的蛋白，具有良好的生物活性，故其支架常作为细胞移植的载体，在组织工程与再生医学领域具有极高应用价值。扫描电镜下的胶原冻干支架，疏松的多孔结构经过后期着色像极了散发着花香的蜂巢蜜，令人垂涎欲滴！

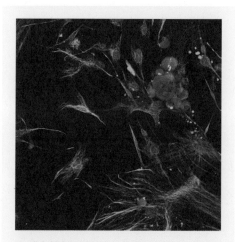

7.《山楂树下》——蒋宗敏
拍摄设备：激光共聚焦显微镜

　　知一在《吟山楂》中写道："从容岁月带微笑，淡泊人生酸果花。"这株山楂树来自小鼠骨骼肌分离的原代细胞，由波形蛋白（Vimentin）构成的茂密枝叶中，一抹鲜红的山楂孤傲地迎风而立。坚信，从容面对人生的得与失，默默地坚守，终有一日会硕果累累。

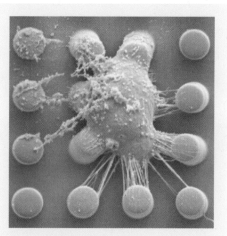

8.《拔丝蛋糕》——袁雪薇
成像设备：扫描电子显微镜

　　小鼠胚胎成纤维细胞培养在纳米微柱上，通过扫描电子显微镜的拍摄分析，发现细胞伸展的伪足黏附在纳米微柱上，像是松软蛋糕中形成拉丝的浓郁芝士。

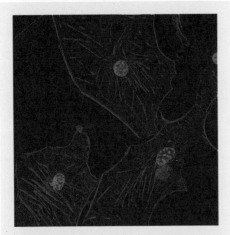

9.《黑暗中的牵牛花》——李玉欢
成像设备：双光子共聚焦显微镜

　　牵牛花盛开在清晨，被誉为早晨的美女，而这绽放在黑暗中的牵牛花更显光彩夺目。作品为小鼠胚胎成纤维细胞的 F-Actin 微丝蛋白染色，形似绽放的牵牛花，闪烁着科学之美。

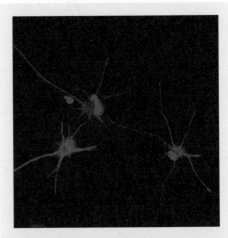

10.《启明星》——苏立波
成像设备：激光共聚焦显微镜

　　大脑作为身体的司令部，控制着我们的身体，而神经作为大脑的重要成员，其作用非常巨大。作品展示的是星形胶质细胞的一种特殊形态，犹如黎明前的启明星为我们指引方向，更给予我们科学的启迪。

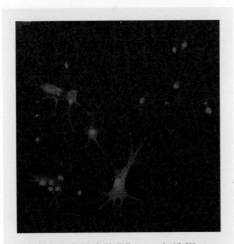

11.《夜空中最亮的星》——赵津悦
成像设备：激光共聚焦显微镜

　　"夜空中最亮的星，请指引我靠近你。"当看到这张星形胶质细胞染色图时，耳边便响起了《夜空中最亮的星》这首歌。科学给予了我们探寻和相信的勇气，希望这颗夜空中最亮的星能指引你我前行。

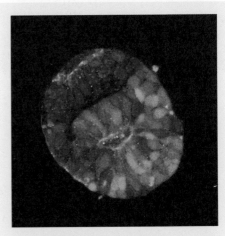

12.《极地之光》——王晓晓
成像设备：双光子共聚焦显微镜

　　地球具有南北两极，绕太阳公转，生生不息，滋养万物。细胞是生命体的最小组成单位，高度有序地交织成复杂的生物体。胚胎干细胞诱导分化出的神经花环样细胞，从某种角度上看，就像是地球的北极开出了灿烂的花朵。

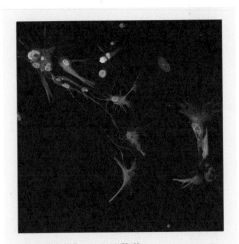

13.《涅槃》——王稳稳
成像设备： 激光共聚焦显微镜

　　凤凰浴火淬炼、涅槃重生。该作品为星形胶质细胞的染色图片，体外经历药物处理后，仍展现出其本身的长而多分支的突起，伸展充填在神经细胞的突起与轴突之间，星形胶质细胞之间也相互联系，呈现出一幅凤凰涅槃重生的景象，象征着科学家不畏千锤百炼、锐意进取的宝贵精神。

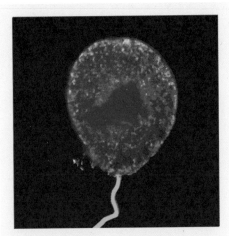

14.《告白气球》——王晓晴
成像设备： 活细胞激光共聚焦实时成像系统

　　个体的发育起始于受精卵，精子与卵细胞相遇、相互告白，激活卵细胞并最终融为一体，形成合子。此作品展示的是雌雄原核正在发生融合的过程。正是精子和卵细胞在合适的时候相遇，才孕育出一个又一个精彩的生命。每个生命都来之不易，每个生命都值得珍惜。

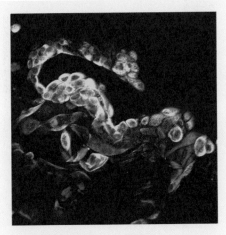

15.《龙马精神》——何正泉
成像设备： 双光子共聚焦显微镜

　　这是一幅分化得到的小鼠子宫腺上皮细胞免疫荧光染色图片。从左向右看像龙，从右向左看像马，象征着奋发向上、龙马精神。从不同的角度看待科学问题，用积极向上的精神不断求索，以丰富的想象力诠释各种生命现象，这是我们所致敬的科学境界。

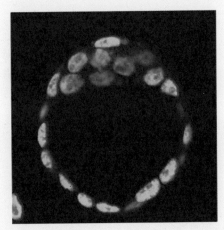

16.《完美钻戒》——聂晓庆
成像设备： 激光共聚焦显微镜

　　钻石象征永恒，胚胎的顺利发育与着床，是生命永恒延续的重要阶段。作品展示的是小鼠囊胚的切面图，可清楚地分辨出蓝色标记细胞核和绿色标记的核定位的某因子。整个囊胚染色以后像一枚蓝绿宝石镶嵌的钻戒，显示了生命的完美。

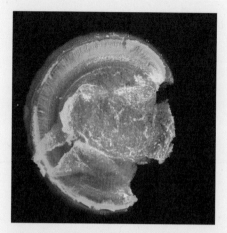

17.《听见你的声音》——孙高英

成像设备： 激光共聚焦显微镜

　　看！这幅作品是小鼠耳蜗的免疫荧光染色图片，这多像是天空中的皎月在耐心倾听追梦人的倾诉啊！当你感到梦想遥不可及的时候，不妨仰望星空那轮明月，你的梦，它都懂。无论何时不忘初心，愿你归来仍是少年。

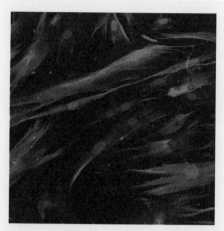

18.《锦鲤戏水》——詹泊

成像设备： 正置荧光显微镜

　　作品为人胚胎成纤维细胞的染色图，其中红色标记的为细胞质中的波形蛋白，蓝色标记的为细胞核，绿色标记的为成纤维细胞表面蛋白。整张图片以红色为主，以蓝绿为辅，相间适宜，好似一幅跃动的锦鲤戏水图，给人一种喜庆欢快的感觉。

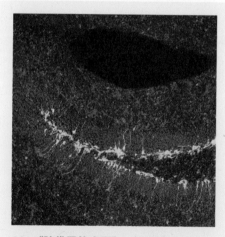

19.《脑袋里的小丑》——刘京

成像设备： 激光共聚焦显微镜

　　阿尔茨海默病，是一种常见于老年的神经系统退行性疾病。这幅作品是该病模型鼠中的海马成体神经发生的情况。图片经过局部放大后，看上去像《蝙蝠侠: 黑暗骑士》中小丑角色的半张脸。

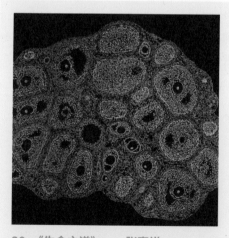

20.《生命之谱》——张嘉祺

成像设备： 激光共聚焦显微镜

　　生命的延续时刻伴随着乐章，一次卵泡形成的进程就犹如一个八度音阶（12345671），一次次完美地谱写出生命的延续。该作品是小鼠卵巢的免疫荧光切片，利用图拼接方式将整个卵巢全图拍摄出，能够体现包括由原始卵泡到成熟有腔卵泡各级卵泡的类型。

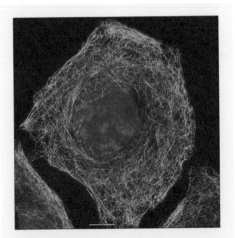

21.《鸟巢》——孙小红
成像设备： 超高分辨率荧光显微镜

　　海拉细胞系是一株永生化的宫颈癌细胞的细胞系，可以无限地分裂扩增。该作品是海拉细胞的微管结构免疫荧光染色图。从整体上看多条细丝纵横交错，密密麻麻缠绕在一起，构成一个鸟巢。鸟巢中央为蓝色，四周为绿色，充满了生机，孕育着新的生命。

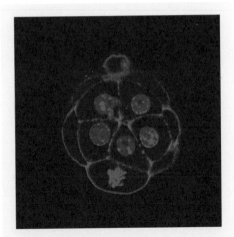

22.《小乌龟》——秦丹丹
成像设备： 激光共聚焦显微镜

　　在经历了早期的几次细胞分裂之后，小鼠胚胎发育至桑椹胚阶段。该作品中红色信号描绘出了小鼠桑椹胚的每个细胞的边缘，蓝色通道显示出了细胞核的形态及所处的细胞周期。整体看来好似一只可爱的小乌龟，在黑暗中静静地思索着前进的方向。

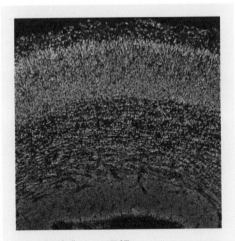

23.《彩虹》——冯超
成像设备： 激光共聚焦显微镜

　　大脑的不同皮层分别承担了不同的功能。作品展示的是胚胎期 16.5 天小鼠脑皮层成熟神经元核内表达的蛋白与核的共标。之间的分布清晰可见，像彩虹一样，每层都担负着不同的功能，赋予每个人彩虹般绚烂的思想与性格。

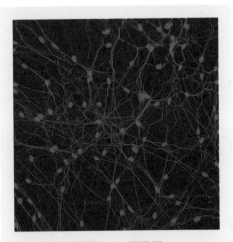

24.《千丝万缕》——夏隆阔
成像设备： 正置荧光显微镜

　　神经和神经突触好似网络节点，担负着传递神经信息的重任。该作品为大鼠乳鼠背根神经节消化成单细胞后体外培养，神经细胞长出的轴突相互网状连接，出现千丝万缕的联系，展现出蓬勃的生命力。

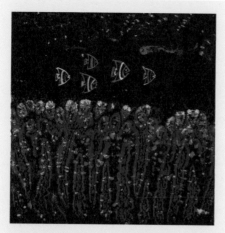

25.《海底世界》——何璐云
成像设备： 激光共聚焦显微镜

　　消化系统就像一座神奇的海底通道，每时每刻进行着食物的消化。该作品是小鼠的小肠中小肠干细胞、潘氏细胞和小肠绒毛等的染色图，好似一幅丰富多彩的海底世界图，有鱼儿在珊瑚群周围畅游，还有各种小生物闪闪发光，彰显了肠道"海洋"的神奇。

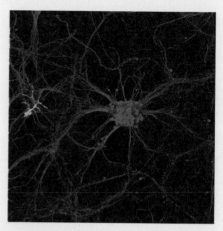

26.《来自星星的你》——张妲
成像设备： 正置荧光显微镜

　　在神经元的海洋中，一个胶质细胞，在本不该出现的地方默默地存在着。作品展示的是剥离E16胎鼠大脑海马组织原代培养神经元细胞。它们看似寂寥，却在执着地守候。正如科学卓越成就的背后是无数科学家默默无闻的付出与坚守。

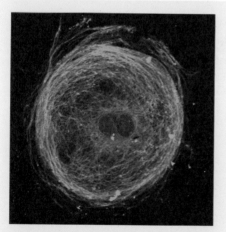

27.《雀巢》——尚永亮
成像设备： 双光子共聚焦显微镜

　　小鼠胚胎成纤维细胞正在进行细胞骨架微管组织的染色，我们捕捉到了细胞刚刚完成染色质分离和核膜重建的瞬间。红色为细胞核，绿色为微管组织。两个新生的细胞核像两枚待孵化的卵，安卧在微管组织构成的巢中，整个画面静谧安详，充满新生的希望。

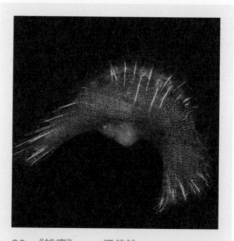

28.《雄鹰》——温佳敏
成像设备： 双光子共聚焦显微镜

　　该作品是小鼠纤维母细胞的细胞骨架相关蛋白免疫荧光染色图片。我们在研究中捕捉到了细胞迁移的过程，好似一只雄鹰在空中翱翔，细胞迁移的片状伪足如雄鹰张开的双翅，整个画面充满张力，彰显着自由与力量。

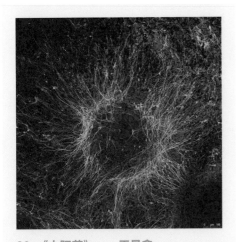

29.《太阳花》——王晨鑫

成像设备： 激光共聚焦显微镜

　　该作品展示了由小鼠胚胎干细胞分化而来的神经元（绿色）和胶质细胞（红色）。将胚胎干细胞悬浮分化培养形成拟胚体，再将拟胚体种植在黏附性基质上，神经元和胶质细胞即从拟胚体中向外迁移出来，形似一朵五光十色的太阳花，闪耀着生命的光芒。

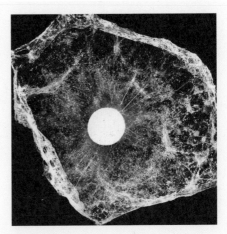

30.《生命之花》——方艾

成像设备： 激光共聚焦显微镜

　　这是一朵培养皿中的生命之花，奏出绚烂的乐章。该作品为贴壁后 10 天的神经球及其分化细胞的免疫荧光染色图片。中央圆形部分为贴壁神经球，周围为从神经球中爬出分化的神经元细胞以及胶质细胞等。你我便如同这生命之花一样的倔强，深植于科研的土壤。

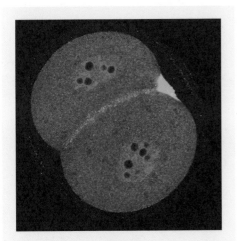

31.《动荡》——靳卫玉

成像设备： 激光共聚焦显微镜

　　生命的起始源自精子与卵细胞的结合，但是生命的"第一次"宏观巨变，源自受精卵的第一次卵裂。生命只有顺时没有逆时，但"克隆"可以逆转生命时钟，该作品展示了克隆胚胎的第一次卵裂的静态之美，而胚胎的 H3K9me2 组蛋白修饰的免疫荧光染色，更彰显了卵裂过程中的微观之美。

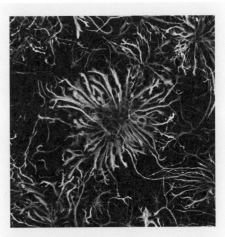

32.《火树银花》——苏立波

成像设备： 激光共聚焦显微镜

　　小鼠大脑神经元犹如夜空中绽放的绚丽烟火，但却将烟火的绚烂以另一种姿态永恒绽放，生命所创造的自然之美总是那么让人惊叹。

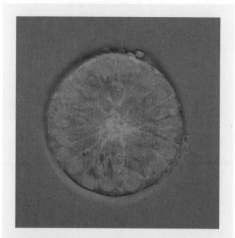

33.《橙子》——王晓晓
成像设备： 正置荧光显微镜

　　小鼠胚胎干细胞在胞外基质胶 Matrigel 中培养，在这种更接近体内三维培养环境的条件下，小鼠的胚胎干细胞会形成高度有序的一种立体球形结构形式，细胞呈楔子形，球形结构中间是一种空心的结构，称为腔。整个看上去好似切开的橙子截面，露出令人惊喜的蓝色和红色。

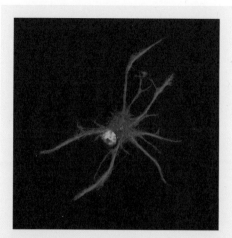

34.《蜘蛛》——李妍昕
成像设备： 激光共聚焦显微镜

　　生命是浩渺宇宙所绽放的最美丽的花朵，一花一草一木，皆体现出了生命的神奇。该作品为取自小鼠大脑皮层经纯化培养的原代星形胶质细胞。红色为星形胶质细胞，蓝色为细胞核。从大到让人惊叹的蓝鲸，到小到微米级别的单细胞，无不体现出生命的美妙。

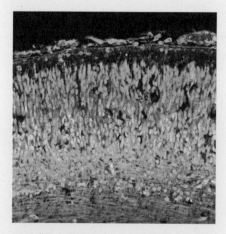

35.《Rainbow》——赵津悦
成像设备： 激光共聚焦显微镜

　　大脑皮层的各层神经元的染色，如同彩虹般绚烂多彩，正是它给予了我们丰富多彩的想象力，推动着人类在生命的海洋中乘着科学之舟驶向幸福的彼岸。

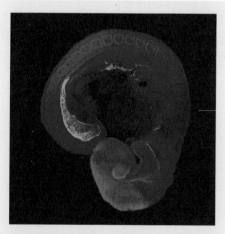

36. 发育之"问"——郭佳
成像设备： 激光共聚焦显微镜

　　小鼠胚胎发育过程中会经历一次"神奇"的胚胎翻转，此时胚胎形状酷似一个"问号"。这个"问号"仿佛暗示了我们对于胚胎发育过程还有太多的未知与不解。但我们的努力终将揭示发育的奥秘，让发育中的"问号"变为"叹号"。

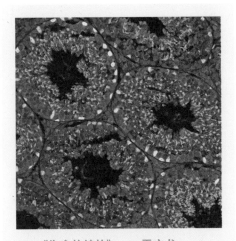

37.《生命的绽放》——雷文龙

成像设备： 双光子共聚焦显微镜

小鼠精子在发生过程中，好似一朵朵美丽的花儿簇拥在一起，竞相绽放。该作品展示在精子发生过程中，一个个精原干细胞经过分裂和分化，由外向内，不断递进，最终形成成熟的精子与卵细胞结合，进行生命的延续和绽放。

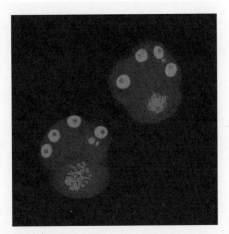

38.《科学的足迹》——王加强

成像设备： 双光子共聚焦显微镜

小鼠 2-细胞期单卵裂球干扰 LincGET，8-细胞期干扰的卵裂球发育阻滞，另一个卵裂球产生了 4 个子细胞。看上去像熊的脚印，4 个脚趾+1 个脚掌。一前一后的一对脚印，象征着科学在探索的道路上不断前进。

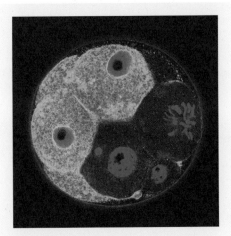

39.《生命之初的太极》——王加强

成像设备： 激光共聚焦显微镜

人们发现小鼠胚胎细胞命运决定发生在 2-细胞胚胎时期。这幅作品好像被称为"中华第一图"的太极图，它体现了相反相成是万物生成变化根源的哲理。哺乳动物早期胚胎发育过程中胚内与胚外的形成就是相反相成的，走向截然不同的命运，同时又是相互依存的。

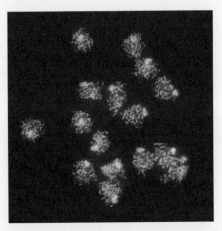

40.《万绿丛中一点红》——宁岩

成像设备： 激光共聚焦显微镜

减数分裂这种独特生殖机制，是高等动物进化的基石。该作品展示的为小鼠粗线期精母细胞，仿佛在缤彩纷呈的联欢会上，雅致的华尔兹曲似泉水般潺潺流淌，一对对舞者矫健的舞姿迸发出非凡的活力，不甘寂寞的 X 染色体，"秀"出了更加绚丽的色彩。

参考文献

第一章　干细胞研究的足迹

[1]　HOOKE R. Micrographia[M]. London: Royal Society, 1665.

[2]　SCHLEIDEN M J. Beiträge zur Phytogenesis[M]. Berlin: Veit, 1838.

[3]　MENDEL G. Experiments in plant hybridization[M]. Cambridge, Mass: Harvard University Press, 1965.

[4]　DAUSSET J. Iso-Leuko-Antibodies[J]. VoxSanguinis, 1958, 3 (1): 40-41.

[5]　DRIESCH H. The science and philosophy of the organism: the Gifford lectures delivered before the University of Aberdeen in the Year 1907[M]. London: Adam and Charles Black, 1908.

[6]　ESHAR Z, WAKS T, GROSS G, et al. Specific activation and targeting of cytotoxic lymphocytes through chimeric single chains consisting of antibody-binding domains and the gamma or zeta subunits of the immunoglobulin and T-cell receptors[J]. Proceedings of the national academy of sciences, 1993, 90 (2): 720-724.

[7]　EVANS M J, KAUFMAN M H. Establishment in culture of pluripotential cells from mouse embryos[J]. Nature, 1981, 292 (5819): 154-156.

[8]　GROSS G, WAKS T, ESHHAR Z. Expression of immunoglobulin-T-cell receptor chimeric molecules as functional receptors with antibody-type specificity[J]. Proceedings of the national academy of sciences of the United States of America, 1989, 86 (24): 10024-10028.

[9]　GURDON J B, 1962a. Adult frogs derived from the nuclei of single somatic cells[J]. Developmental biology, 4 (2): 256-273.

[10]　GURDON J B, 1962b. The developmental capacity of nuclei taken from intestinal epithelium cells of feeding tadpoles[J]. Development, 10 (4): 622-640.

[11]　GURDON J B, ELSDALE T R, FISCHBERG M. Sexually mature individuals of Xenopus laevis from the transplantation of single somatic nuclei[J]. Nature, 1958, 182 (4627): 64-65.

[12]　LI Z Y, SUN X S, CHEN J, et al. Cloned ferrets produced by somatic cell nuclear transfer[J]. Developmental biology, 2006, 293 (2): 439-448.

[13]　LIU Z, CAI Y J, WANG Y, et al. Cloning of macaque monkeys by somatic cell nuclear transfer[J]. Cell, 2018, 172 (4): 881-887.

[14]　SPEMANN H. Embryonic development and induction[M]. New Haven: Yale University Press, 1938.

[15]　STEVENS L C, LITTLE C C. Spontaneous testicular teratomas in an inbred strain of mice[J]. Proceedings of the national academy of sciences of the United States of America, 1954, 40 (11): 1080-1087.

[16]　STEVENS L C, 1967a. The biology of teratomas[J]. Advances in morphogenesis, 6: 1-31.

[17]　STEVENS L C, 1967b. Origin of testicular teratomas from primordial germ cells in mice[J]. Journal of the mational cancer institute, 38 (4): 549-552.

[18]　STEVENS L C. The development of transplantable teratocarcinomas from intratesticular grafts of pre-and postimplantation mouse embryos[J]. Developmental biology, 1970, 21 (3): 364-382.

[19]　TAKAHASHI K, TANABE K, OHNUKI M, et al. Induction of pluripotent stem cells from adult human fibroblasts by defined factors[J]. Cell, 2007, 131 (5): 861-872.

[20]　THOMAS E D, STORB R, CLIFT R A, et al. Bone-marrow transplantation[J]. New England journal of medicine, 1975, 292 (17): 895-902.

[21]　THOMSON J A, ITSKOVITZ-ELDOR J, SHAPIRO S S, et al. Embryonic stem cell lines derived from human blastocysts[J]. Science, 1998, 282 (1145): 1145-1147.

[22]　WAKAYAMA T, PREEY A C, ZUCCOTTI M, et al. Full-term development of mice from enucleated oocytes injected with cumulus cell nuclei[J]. Nature, 1998, 394 (6691): 369-374.

[23]　WAKAYAMA T, TABAR V, RODRIGUEZ I, et al. Differentiation of embryonic stem cell lines

generated from adult somatic cells by nuclear transfer[J]. Science, 2001, 292 (5517)：740-743.

[24] WATSON J D, CRICK F H C. Molecular structure of nucleic acids[J]. Nature, 1953, 171 (4356)：737-738.

[25] WILMUT I, SCHNIEKE A E, MCWHIR J, et al. Viable offspring derived from fetal and adult mammalian cells[J]. Nature, 1997, 385 (6619)：810-813.

[26] ZHAO X Y, LI W, LV Z, et al. iPS cells produce viable mice through tetraploid complementation[J]. Nature, 2009, 461 (7260)：86-90.

[27] ZHOU Q, RENARD J P, FRIEC G L, et al. Generation of fertile cloned rats by regulating oocyte activation[J]. Science, 2003, 302 (5648)：1179.

第二章　干细胞：生命的种子

[28] 中华人民共和国科学技术部. 科学技术部、卫生部关于印发《人胚胎干细胞研究伦理指导原则》的通知 [EB/OL]. （2003-12-24) [2021-03-26]. http://www.most.gov.cn/fggw/zfwj/zfwj2003/200512/t20051214_54948.htm.

[29] BENSINGER W, APPELBAUM F, ROWLEY S, et al. Factors that influence collection and engraftment of autologous peripheral blood stem cells[J]. Journal of clinical oncology, 1995, 13 (10)：2547-2555.

[30] BRADLEY M, EVANS M, KAUFMAN M H, et al. Formation of germ-line chimaeras from embryo-derived teratocarcinoma cell lines[J]. Nature, 1984, 309 (5965)：255-256.

[31] BROXMEYER H E, DOUGLAS G W, HANGOC G, et al. Human umbilical cord blood as a potential source of transplantable hematopoietic stem/progenitor cells[J]. Proceedings of the national academy of sciences of the United States of America, 1989, 86 (10)：3828-3832.

[32] CAI J L, ZHANG Y M, LIU P F, et al. Generation of tooth-like structures from integration-free human urine induced pluripotent stem cells[J]. Cell regeneration, 2013, 2 (1)：2-6.

[33] CAPECCHI M R. Altering the genome by homologous recombination[J]. Science, 1989, 244 (4910)：1288-1292.

[34] GLUCKMAN E, FRCP M D, ROCHA V. History of the clinical use of umbilical cord blood hematopoietic cells[J]. Cytotherapy, 2005, 7 (3)：219-227.

[35] JACOBSON L O, GOLDWASSER E, FRIED W, et al. Role of the kidney in erythropoiesis[J]. Nature, 1957, 179 (4560)：633-634.

[36] LORENZ E, UPHOFF D, REID T R, et al. Modification of irradiation injury in mice and guinea pigs by bone marrow injections[J]. Journal of the national cancer institute, 1951, 12 (1)：197-201.

[37] NICHOLS J, SMITH A. Naive and primed pluripotent states[J]. Cell stem cell, 2009, 4 (6)：487-492.

[38] NIU Y Y, SHEN B, CUI Y Q, et al. Generation of gene-modified cynomolgus monkey via Cas9/RNA-mediated gene targeting in one-cell embryos[J]. Cell, 2014, 156 (4)：836-843.

[39] OSAWA M, HANADA K, HAMADA H, et al. Long-term lymphohematopoietic reconstitution by a single CD34-low/negative hematopoietic stem cell[J]. Science, 1996, 273 (5272)：242-245.

[40] SMITHIES O. Zone electrophoresis in starch gels: group variations in the serum proteins of normal human adults[J]. Biochemical journal, 1955, 61 (4)：629.

[41] TACHIBANA M, AMATO P, SPARMAN M, et al. Human embryonic stem cells derived by somatic cell nuclear transfer[J]. Cell, 2013, 153 (6)：1228-1238.

[42] THOMSON J A, KALISHMAN J, GOLOS T G, et al. Isolation of a primate embryonic stem cell line[J]. Proceedings of the national academy of sciences of the United States of America, 1995, 92 (17)：7844-7848.

[43] YU J Y, VODYANIK M A, SMUGA O K, et al. Induced pluripotent stem cell lines derived from human somatic cells[J]. Science, 2007, 318 (5858)：1917-1920.

[44] ZHOU T, BENDA C, DUNZINGER S, et al. Generation of human induced pluripotent stem cells from urine samples[J]. Nature protocols, 2012, 7 (12)：2080-2089.

第三章　面纱背后的再生医学

[45] 中华人民共和国国家卫生健康委员会 . 关于开展干细胞临床研究和应用自查自纠工作的通知 [EB/OL]. （2012-01-06）[2021-03-26]. http://www.nhc.gov.cn/cms-search/xxgk/getManuscriptXxgk.htm?id=53890.

[46] 国家药品监督管理局 . 关于印发干细胞临床研究管理办法（试行）的通知 [EB/OL]. （2015-07-20）[2021-03-26]. https://www.nmpa.gov.cn/directory/web/nmpa/xxgk/fgwj/bmgzh/20150720120001607.html.

[47] 中华人民共和国国家卫生健康委员会 . 关于印发干细胞制剂质量控制及临床前研究指导原则（试行）的通知 [EB/OL]. （2015-08-21）[2021-03-26]. http://www.nhc.gov.cn/cms-search/xxgk/getManuscriptXxgk.htm?id=15d0dcf66b734f338c31f67477136cef.

[48] 中国细胞生物学学会 . 干细胞通用要求: T11/CSSCR 001—2017[S]. 北京: 中国细胞生物学学会干细胞生物学分会, 2017.

[49] 国家药品监督管理局 . 总局关于发布细胞治疗产品研究与评价技术指导原则的通告（2017 年第 216 号）[EB/OL]. （2017-12-22）[2021-03-26]. https://www.nmpa.gov.cn/directory/web/nmpa/xxgk/ggtg/qtggtg/20171222145101557.html.

[50] 中国细胞生物学学会 . 人胚胎干细胞: T/CSSCR 002—2019[S]. 北京: 中国标准出版社, 2019.

[51] BOSE S, VAHABZADEH S, BANDYOPADHYAY A. Bone tissue engineering using 3D printing[J]. Materials today, 2013, 16 (12) : 496-504.

[52] CHIA H N, BENJAMIN M W. Recent advances in 3D printing of biomaterials[J]. Journal of biological engineering, 2015, 9 (1) : 4.

[53] COHEN S, BANO M C, CIMA L G, et al. Design of synthetic polymeric structures for cell transplantation and tissue engineering[J]. Clinical materials, 1993, 13 (1-4) : 3-10.

[54] CYRANOSKI D. Trials of embryonic stem cells to launch in China[J]. Nature, 2017, 546 (7656) : 15-16.

[55] HOU P P, LI Y Q, ZHANG X, et al. Pluripotent stem cells induced from mouse somatic cells by small-molecule compounds[J]. Science, 2013, 341 (6146) : 651-654.

[56] KOBAYASHI T, YAMAGUCHI T, HAMANAKA S, et al. Generation of rat pancreas in mouse by interspecific blastocyst injection of pluripotent stem cells[J]. Cell, 2010, 142 (5) : 787-799.

[57] KOLESKY D B, TRUBY R L, GLADMAN A S, et al. 3D bioprinting of vascularized, heterogeneous cell-laden tissue constructs[J]. Advanced materials, 2014, 26 (19) : 3124-3130.

[58] LEEB M, WUTZ A. Derivation of haploid embryonic stem cells from mouse embryos[J]. Nature, 2011, 479 (7371) : 131-134.

[59] LI W, LI X, LI T D, et al. Genetic modification and screening in rat using haploid embryonic stem cells[J]. Cell stem cell, 2014, 14 (3) : 404-414.

[60] LI W, SHUAI L, WAN H, et al. Androgenetic haploid embryonic stem cells produce live transgenic mice[J]. Nature, 2012, 490 (7420) : 407-411.

[61] MARKSTEDT K, MANTAS A, TOURNIER I, et al. 3D bioprinting human chondrocytes with nanocellulose-alginate bioink for cartilage tissue engineering applications[J]. Biomacromolecules, 2015, 16 (5) : 1489-1496.

[62] MURPHY S V, ATALA A. 3D bioprinting of tissues and organs[J]. Nature biotechnology, 2014, 32 (8) : 773-785.

[63] SOLTER D. Viable rat-mouse chimeras: where do we go from here?[J]. Cell, 2010, 142 (5) : 676-678.

[64] WAN H F, HE Z Q, DONG M Z, et al. Parthenogenetic haploid embryonic stem cells produce fertile mice[J]. Cell research, 2013, 23 (11) : 1330-1333.

[65] WANG X P, LI T D, CUI T T, et al. Human embryonic stem cells contribute to embryonic and extraembryonic lineages in mouse embryos upon inhibition of apoptosis[J]. Cell research, 2018, 28 (1) : 126-129.

[66] WANG Z, LEE S J, CHENG H J, et al. 3D bioprinted functional and contractile cardiac tissue constructs[J]. Acta biomaterialia, 2018, 70: 48-56.

[67] WARE C B, NELSON A M, MECHAM B, et al. Derivation of naive human embryonic stem cells[J]. Proceedings of the national academy of sciences, 2014, 111 (12)：4484-4489.

[68] WU J, PLATERO L A, SAKURAI M, et al. Interspecies chimerism with mammalian pluripotent stem cells[J]. Cell, 2017, 168 (3)：473-486.

[69] YANG L H, GUELL M, NIU D, et al. Genome-wide inactivation of porcine endogenous retroviruses (PERVs) [J]. Science, 2015, 350 (6264)：1101-1104.

第四章　干细胞研究的高光时刻

[70] 刘尊鹏, 赵洋, 曲静, 等. 利用多能干细胞技术研究和治疗衰老相关疾病 [J]. 生命科学, 2016, 28 (8)：888-894.

[71] 钟建桥, 胡念芳, 李利. 真皮干细胞与皮肤衰老关系的研究进展 [J]. 中国皮肤性病学杂志, 2010, 24 (5)：479-481.

[72] BEDZHOV I, LEUNG C Y, BIALECKA M, et al. In vitro culture of mouse blastocysts beyond the implantation stages[J]. Nature protocols, 2014, 9 (12)：2732-2739.

[73] CHEUNG H H, LIU X Z, THOUENNON L C,et al. Telomerase protects werner syndrome lineage-specific stem cells from premature aging[J]. Stem cell reports, 2014, 2 (4)：534-546.

[74] CRUZ D L, FYNES K, GEORGIADIS O, et al. Phase 1 clinical study of an embryonic stem cell-derived retinal pigment epithelium patch in age-related macular degeneration[J]. Nature biotechnology, 2018, 36 (4)：328-337.

[75] DUNCAN T, VALENZUELA M. Alzheimer' s disease, dementia, and stem cell therapy[J]. Stem cell research & therapy, 2017, 8 (1)：111.

[76] GORADEL N H, GHIYAMI H F, NEGAHDARI B, et al. Stem cell therapy: a new therapeutic option for cardiovascular diseases[J]. Journal of cellular biochemistry, 2018, 119 (1)：95-104.

[77] HAYASHI K, OGUSHI S, KURIMOTO K, et al. Offspring from oocytes derived from in vitro primordial germ cell-like cells in mice[J]. Science, 2012, 338 (6109)：971-975.

[78] HAYASHI K, OHTA H, KURIMOTO K, et al. Reconstitution of the mouse germ cell specification pathway in culture by pluripotent stem cells[J]. Cell, 2011, 146 (4)：519-532.

[79] IRIE N, WEINBERGER L, TANG W W C, et al. SOX17 is a critical specifier of human primordial germ cell fate[J]. Cell, 2015, 160 (1-2)：253-268.

[80] KIM J H, JUNG M Y, KIM H S, et al. Adipose-derived stem cells as a new therapeutic modality for ageing skin[J]. Experimental dermatology, 2011, 20 (5)：383-387.

[81] KIM K, FAN Y F, LIN G, et al. Synergistic effect of adipose-derived stem cells and fat graft on wrinkles in aged mice[J]. Plastic and reconstructive surgery, 2019, 143 (6)：1637-1646.

[82] KIRKLAND J L, TCHKONIA T. Cellular senescence: a translational perspective[J]. EBioMedicine, 2017, 21: 21-28.

[83] KONO T, OBATA Y, WU Q, et al. Birth of parthenogenetic mice that can develop to adulthood[J]. Nature, 2004, 428 (6985)：860-864.

[84] LI C Y. Deer antler regeneration: A stem cell-based epimorphic process[J]. Birth defects research, 2012, 96 (1)：51-62.

[85] LI C Y, HARPER A, PUDDICK J, et al. Proteomes and signalling pathways of antler stem cells[J]. PloS one, 2012, 7 (1)：e30026.

[86] LI C Y, SUTTIE J M. Deer antlerogenic periosteum: a piece of postnatally retained embryonic tissue[J]. Anatomy and embryology, 2001, 204 (5)：375-388.

[87] LI C Y, YANG F H, SHEPPARD A. Adult stem cells and mammalian epimorphic regeneration-insights from studying annual renewal of deer antlers[J]. Current stem cell research & therapy, 2009, 4 (3)：237-251.

[88] LI X, CUI X L, WANG J Q, et al. Generation and application of mouse-rat allodiploid embryonic stem cells[J]. Cell, 2016, 164 (1-2) : 279-292.

[89] LI Z K, WANG L Y, WANG L B, et al. Generation of bimaternal and bipaternal mice from hypomethylated haploid ESCs with imprinting region deletions[J]. Cell stem cell, 2018, 23 (5) : 665-676.

[90] LIU G H, BARKHO B Z, RUIZ S, et al. Recapitulation of premature ageing with iPSCs from Hutchinson Gilford progeria syndrome[J]. Nature, 2011, 472 (7342) : 221-225.

[91] MCHUGH D, GIL J. Senescence and aging: causes, consequences, and therapeutic avenues[J]. Journal of cell biology, 2018, 217 (1) : 65-77.

[92] PING A J, REEVE A E, LAW D J, et al. Genetic linkage of Beckwith-Wiedemann syndrome to 11p15[J]. American journal of human genetics, 1989, 44 (5) : 720-723.

[93] RONG X L, CHU W H, ZHANG H Y, et al. Antler stem cell-conditioned medium stimulates regenerative wound healing in rats[J]. Stem cell research & therapy, 2019, 10 (1) : 1-14.

[94] SASAKI K, YOKOBAYASHI S, NAKAMURA T, et al. Robust in vitro induction of human germ cell fate from pluripotent stem cells[J]. Cell stem cell, 2015, 17 (2) : 178-194.

[95] SCHIMENTI J. Haploid embryonic stem cells and the dominance of recessive traits[J]. Cell stem cell, 2011, 9 (6) : 488-489.

[96] SHIMAMOTO A, KAGAWA H, ZENSHO K, et al. Reprogramming suppresses premature senescence phenotypes of Werner syndrome cells and maintains chromosomal stability over long-term culture[J]. PloS one, 2014, 9 (11) : e112900.

[97] TCHKONIA T, KIRKLAND J L. Aging, cell senescence, and chronic disease: emerging therapeutic strategies[J]. Jama, 2018, 320 (13) : 1319-1320.

[98] WANG J Q, WANG L Y, FENG G H, et al. Asymmetric expression of LincGET biases cell fate in two-cell mouse embryos[J]. Cell, 2018, 175 (7) : 1887-1901. e18.

[99] WANG Y K, ZHU W W, WU M H, et al. Human clinical-grade parthenogenetic ESC-derived dopaminergic neurons recover locomotive defects of nonhuman primate models of Parkinson's disease[J]. Stem cell reports, 2018, 11 (1) : 171-182.

[100] WOLPERT L, TICKLE C, ARIAS A M. Principles of development[M]. Oxford: Oxford University Press, 2006.

[101] XIAO W J, GREEN T I P, LIANG X W, et al. Designer artificial membrane binding proteins to direct stem cells to the myocardium[J]. Chemical science, 2019, 10 (32) : 7610-7618.

[102] YAMASHIRO C, SASAKI K, YABUTA Y, et al. Generation of human oogonia from induced pluripotent stem cells in vitro[J]. Science, 2018, 362 (6412) : 356-360.

[103] YANG H, SHI L Y, WANG B A, et al. Generation of genetically modified mice by oocyte injection of androgenetic haploid embryonic stem cells[J]. Cell, 2012, 149 (3) : 605-617.

[104] WANG Z H, LI H Y, QU J, et al. Premature aging disorders: mechanisms and potential therapeutic interventions[J]. Progress in biochemistry and biophysics, 2018, 45 (9) : 926-934.

[105] ZHOU Q, WANG M, YUAN Y, et al. Complete meiosis from embryonic stem cell-derived germ cells in vitro[J]. Cell stem cell, 2016, 18 (3) : 330-340.

第五章 小小科学家——探究发育的奥秘

[106] CHALFIE M, TU Y, EUSKIRCHEN G, et al. Green fluorescent protein as a marker for gene expression[J]. Science, 1994, 263 (5148) : 802-805.

[107] CORMACK B P, VALDIVIA R H, FALKOW S. FACS-optimized mutants of the green fluorescent protein (GFP) [J]. Gene, 1996, 173 (1) : 33-38.

[108] HAFFTER P, GRANATO M, BRAND M, et al. The identification of genes with unique and essential functions in the development of the zebrafish, Danio rerio[J]. Development, 1996, 123 (1) : 1-36.

[109] NASEVICIUS A, EKKER S C. Effective targeted gene "knockdown" in zebrafish[J]. Nature genetics, 2000, 26 (2) : 216-220.

[110] NUSSLEIN V C. Zebrafish[M]. Oxford: Oxford University Press, 2002.

[111] POSS K D, WILSON L G, KEATING M T. Heart regeneration in zebrafish[J]. Science, 2002, 298 (5601) : 2188-2190.

[112] PRASHER D C, ECKENRODE V K, WARD W W, et al. Primary structure of the Aequorea victoria green-fluorescent protein[J]. Gene, 1992, 111 (2) : 229-233.

[113] SHIMOMURA O, GOTO T, HIRATA Y. Crystalline Cypridina luciferin[J]. Bulletin of the chemical society of Japan, 1957, 30 (8) : 929-933.

[114] TSIEN R Y. The green fluorescent protein[J]. Annual reviews of biochemistry, 1998, 67: 509-544.

[115] WIENHOLDS E, KLOOSTERMAN W P, MISKA E, et al. MicroRNA expression in zebrafish embryonic development[J]. Science, 2005, 309 (5732) : 310-311.

[116] YANG F, MOSS L G, PHILLIPS G N J. The molecular structure of green fluorescent protein[J]. Nature biotechnology 14 (10) : 1246-1251.

[117] ZIMMER MARC. Green fluorescent protein (GFP) : applications, structure, and related photophysical behavior[J]. Chemical reviews, 2002, 102 (3) : 759-782.

图片来源

第一章 干细胞研究的足迹

[1] 英国科学家罗伯特·胡克: https://en.wikipedia.org/wiki/Robert_Hooke#/media/File:Christiaan_Huygens-painting.jpeg

[2] 罗伯特·胡克根据英国皇家学会资料改进而成的光学显微镜: https://en.wikipedia.org/wiki/Robert_Hooke#/media/File:Hooke-microscope.png

[3] 植物叶片细胞显微结构（摘自《显微术》）: https://en.wikipedia.org/wiki/Robert_Hooke#/media/File:RobertHookeMicrographia1665.jpg

[4] 罗伯特·胡克的《显微术》: https://en.wikipedia.org/wiki/Micrographia#/media/File:Micrographia_title_page.gif

[5] 安东尼·范·列文虎克: https://en.wikipedia.org/wiki/Antonie_van_Leeuwenhoek#/media/File:Anthonie_van_Leeuwenhoek_(1632-1723)._Natuurkundige_te_Delft_Rijksmuseum_SK-A-957.jpeg

[6] 德国植物学家马蒂亚斯·雅各布·施莱登: https://en.wikipedia.org/wiki/Matthias_Jakob_Schleiden#/media/File:PSM_V22_D156_Matthias_Jacob_Schleiden.jpg

[7] 德国生理学家西奥多·施旺: https://en.wikipedia.org/wiki/Theodor_Schwann#/media/File:Theodor_Schwann_Litho.jpg

[8] 埃德蒙·威尔逊(Edmund Wilson) 1900 年绘制的处于不同细胞周期的洋葱表皮细胞: https://upload.wikimedia.org/wikipedia/commons/0/08/Wilson1900Fig1.jpg

[9] 鲁道夫·菲尔绍绘制的不同类型的细胞: https://en.wikipedia.org/wiki/Rudolf_Virchow#/media/File:Virchow-cell.jpg

[10] 格雷戈尔·孟德尔: https://en.wikipedia.org/wiki/Gregor_Mendel#/media/File:Gregor_Mendel_2.jpg

[11] 托马斯·亨特·摩尔根: https://en.wikipedia.org/wiki/Thomas_Hunt_Morgan#/media/File:Thomas_Hunt_Morgan.jpg

[12] 精卵结合孕育新生命: https://en.wikipedia.org/wiki/Fertilisation#/media/File:Sperm-egg.jpg

[13] 德国生物学家汉斯·斯佩曼: https://en.wikipedia.org/wiki/Hans_Spemann#/media/File:Hans_Spemann_nobel.jpg

[14] 我国著名生物学家童第周在中国科学院动物研究所与科研人员进行学术讨论(1977 年拍摄): 中国全球图片总汇

[15] 世界首条异种克隆鱼——童鱼: 中国全球图片总汇

[16] "中中"和"华华": 中国全球图片总汇

第二章 干细胞: 生命的种子

[17] 列文虎克认为男人每一枚精子中都包含了一个完整的小人: https://en.wikipedia.org/wiki/Antonie_van_Leeuwenhoek#/media/File:HomunculusLarge.png

[18] 造血干细胞移植手术: 中国全球图片总汇

[19] 冻存的脐带血: 中国全球图片总汇

[20] 我国研制的干细胞自动诱导培养装置: 中国全球图片总汇

第四章 干细胞研究的高光时刻

[21] 孤雌小鼠——辉夜姬（Kaguya）：东京农业大学的河野友宏研究组供图
[22] 1988 年，我国首例试管婴儿诞生，我国妇产科专家张丽珠教授和婴儿郑萌珠合影: 中国全球图片总汇
[23] 在太空环境发育的小鼠早期胚胎: 中国全球图片总汇
[24] NASA 开发的动物封闭箱 Animal Enclosure Module（简称 AEM）：美国国家航空航天局
[25] 科学家在国际空间站开展人胚干细胞研究: 美国国家航空航天局
[26] 中国空间站生物技术实验柜的系统组成图: 中国科学院空间应用工程与技术中心
[27] 中国空间站构想图: 中国全球图片总汇

图书在版编目（CIP）数据

生命的种子 / 周琪主编 . — 北京：科学普及出版
社，2021.11
（科普中国书系. 前沿科技）
ISBN 978-7-110-10158-2

Ⅰ. ①生… Ⅱ. ①周… Ⅲ. ①细胞－再生－生物
工程－医学工程－普及读物 Ⅳ. ① R318-49

中国版本图书馆 CIP 数据核字（2020）第 178292 号

策划编辑	郑洪炜 牛 奕	
责任编辑	郑洪炜	
装帧设计	尚町工作室·丁 蓓	
排版制作	金彩恒通	
责任校对	吕传新	
责任印制	马宇晨	

出 版	科学普及出版社
发 行	中国科学技术出版社有限公司发行部
地 址	北京市海淀区中关村南大街 16 号
邮 编	100081
发行电话	010-62173865
传 真	010-62173081
网 址	http://www.cspbooks.com.cn

开 本	710mm×1000mm 1/16
字 数	182 千字
印 张	13.25
印 数	1—5000 册
版 次	2021 年 11 月第 1 版
印 次	2021 年 11 月第 1 次印刷
印 刷	北京盛通印刷股份有限公司
书 号	ISBN 978-7-110-10158-2/R·888
定 价	58.00 元